中国医学临床百家 · 病例精解

首都医科大学附属北京佑安医院

肝移植及特色麻醉

病例精解

金荣华 / 总主编
池　萍 / 主　编

科学技术文献出版社
SCIENTIFIC AND TECHNICAL DOCUMENTATION PRESS
· 北 京 ·

图书在版编目（CIP）数据

首都医科大学附属北京佑安医院肝移植及特色麻醉病例精解 / 池萍主编. —北京：科学技术文献出版社，2022. 5（2025.1重印）
ISBN 978-7-5189-8913-3

Ⅰ. ①首…　Ⅱ. ①池…　Ⅲ. ①肝移植—病案—分析 ②麻醉—病案—分析　Ⅳ. ① R657. 3 ② R614

中国版本图书馆 CIP 数据核字（2022）第 013781 号

首都医科大学附属北京佑安医院肝移植及特色麻醉病例精解

策划编辑：蔡　霞　责任编辑：吴　微　责任校对：张　微　责任出版：张志平

出 版 者　科学技术文献出版社
地　　址　北京市复兴路15号　邮编 100038
编 务 部　（010）58882938，58882087（传真）
发 行 部　（010）58882868，58882870（传真）
邮 购 部　（010）58882873
官方网址　www.stdp.com.cn
发 行 者　科学技术文献出版社发行 全国各地新华书店经销
印 刷 者　北京虎彩文化传播有限公司
版　　次　2022 年 5 月第 1 版　2025 年 1 月第 2 次印刷
开　　本　787 × 1092　1/16
字　　数　145 千
印　　张　12.75
书　　号　ISBN 978-7-5189-8913-3
定　　价　108.00元

编委会

首都医科大学附属北京佑安医院·病例精解
编委会名单

总主编 金荣华

副主编 向海平　胡中杰

编　委（按姓氏拼音排序）

鲍诗平　陈　煜　池　萍　丁惠国　高艳青
郭彩萍　霍宏蕾　李秀惠　栗光明　梁连春
林栋栋　柳雅立　闫　军　马列清　孟　君
单　晶　汪晓军　徐　斌　张　晶　张　彤
张　愚　张永宏

秘　书 霍宏蕾

手术麻醉科

首都医科大学附属北京佑安医院
肝移植及特色麻醉病例精解
编者名单

主　编　池　萍

副主编　曹英浩

编　委　（按姓氏拼音排序）

郝　帅　贺海丽　李　昕　李沛函　刘晓鹏

罗　超　吕文斐　马冬梅　彭科军　权哲峰

孙　莉　张本厚

秘　书　张本厚

主编简介

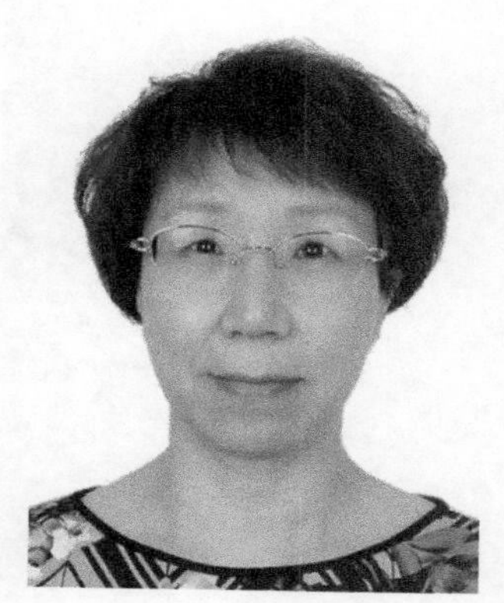

池萍　博士，主任医生，首都医科大学附属北京佑安医院手术麻醉科主任。

现任中华医学会麻醉学分会器官移植麻醉学组及北京医学会麻醉学分会委员，中国心胸血管麻醉学会非心脏手术麻醉分会、北京中西医结合学会麻醉与镇痛专业委员会常委，白求恩公益基金会麻醉与镇痛专业委员会、北京肿瘤学会麻醉学专业委员会、北京市丰台区医学会麻醉与镇痛专业委员会及首都医科大学麻醉学系委员。

长期从事临床各科麻醉、科研及教学工作，带领团队完成1500余例肝移植手术的麻醉，在肝移植麻醉、合并特殊感染及传染性疾病手术的麻醉和围手术期感染控制管理方面积累了丰富的经验。

序言

首都医科大学附属北京佑安医院是一家以感染、传染及急慢性相关性疾病群体为主要服务对象和重点学科，集预防、医疗、保健、康复为一体的大型综合性医学中心，形成了病毒性肝炎与肝癌、获得性免疫缺陷综合征（艾滋病）与新发传染病、感染免疫与生物医学三大领域的优势学科。建有北京市肝病研究所、北京市中西医结合传染病研究所、国家中西医结合肝病重点专科、北京市乙型肝炎与肝癌转化医学重点实验室、北京市艾滋病重点实验室、北京市重大疾病临床数据样本资源库、首都医科大学肝病与肝癌临床研究所、北京市国际科技合作传染病转化医学基地。

作为感染性和传染性疾病的临床救治中心，首都医科大学附属北京佑安医院承担着北京市，乃至全国突发公共卫生事件及重大传染病的应急和医疗救治任务，积累了大量宝贵的临床经验。随着医学科技的进步，临床专业的划分与定位也日趋精细，对疾病诊疗精准化要求也不断提升。为让临床医生更好地掌握诊治思路、锻炼临床思维、提高诊疗水平，我们将收治的部分典型或疑难病例进行了分门别类的整理，并加以归纳总结和提炼升华，以期将这些宝贵的临床经验更好地留存和传播。

本套丛书是典型及疑难病例的汇编，是我院16个重点学科临床经验的总结和呈现，每个病例从主要症状、体征入手，通过病例特点的分析，逐步抽丝剥茧、去伪存真，最终找到疾病的本质，给予患者精准的诊疗。每个病例均通过对临床诊疗的描述，展示出作者的临床思维过程，最后再以病例点评的形式进行总结，体现了理论与实践的结合、多学科的紧密配合，是科室集体智慧的结晶，是编者宝贵经验的精华，相信对大家开拓临床思维、提高临床诊疗水平有所裨益。

本套丛书的编写得到了首都医科大学附属北京佑安医院广大专家们的大力支持和帮助，在此表示感谢。但由于水平有限，书中难免出现错漏之处；加之医学科学快速发展，部分观点需要及时更新，敬请广大读者批评指正。我们也将在提升医疗水平的同时，持续做好临床经验的总结和分享，与大家共同进步，惠及更多的同行与患者。

金荣华

前　言

器官移植使生命得以延续，移植麻醉则是“生命的礼物”充满活力的传递链上的重要一环。肝移植手术使终末期肝病患者得以治愈或长期存活，始终是外科学的热点之一，肝移植麻醉也成为麻醉领域的三颗明珠之一。供肝及受体领域的不断拓展，以及外科新技术的发展，对肝移植手术的麻醉管理不断提出新挑战。良好的麻醉管理应通过全面的围手术期整体评价、精准细致的监测，以及患者功能平衡点的个体化调控，促进肝移植受体术后快速康复，这需要麻醉学科的科学性和艺术性完美结合。

世界卫生组织公布了2019年全球健康面临的十大威胁，其中新发和再发传染病依然严重威胁人类健康，仍将是公共卫生的重大问题。如何为合并特殊感染及传染性疾病患者进行手术麻醉，值得业界探究。

医护人员的神圣职责是救死扶伤，但在他们为合并传染性疾病患者服务的同时，也会遭遇风险，即职业暴露，最大的危险莫过于他们缺乏对感染风险的防范意识。患者在就医过程中，特别是在手术麻醉过程中，有发生呼吸道感染性疾病和血液传播性疾病感染的风险，需要严格的感染控制管理加以避免。在手术室这种存在潜在危险的环境下强化对特殊感染与传染性疾病的麻醉的感染控制管理知识的学习、培训，对传染性疾病的防控有重要意义。

肝移植麻醉同特殊感染与传染性疾病的麻醉一起构成了首都医科大学附属北京佑安医院麻醉科的临床特色。肝移植患者术中情况瞬息万变，特殊感染与传染性疾病患者的围术期感染控制问题各不相同。如何在患者错综复杂的病情中寻觅踪迹？如何将患者术中的各种危象化险为夷？如何将患者围术期中各种感染控制问题一一捋清？为了回答这些问题，本书应运而生。

本书涵盖了肝移植合并特殊感染与传染性疾病等特色手术的麻醉，以及典型疑难危重病例和术中紧急事件的病例，这些病例是从医院1100余例肝移植及其他手术中精选而来。每个病例均经过查阅文献和书籍，按照病历摘要、病例分析、病例点评的方式，逐步深入，为读者提供了全面的病例解读、临床处理要点，以及经验总结。同时，附上参考文献，方便读者进行延伸阅读。希望能与同道们共享在肝移植麻醉的精准实施、相关麻醉风险的预防和处理，以及特殊感染与传染性疾病的麻醉处理、感染控制管理等方面的宝贵经验。

在此，感谢各位编委对此书出版的付出，感谢一直关心本书出版的领导和专家。限于我们的水平，本书的缺点和疏漏之处难免，恳请各位专家、同道和读者批评指正。

池萍　曹英浩　张亦厚

目录

第一章
肝移植麻醉

病例 1　肝移植术中大量出血患者凝血功能的调控

病历摘要

【基本信息】

患者，男，50 岁，主因“乙型肝炎 10 余年，间断呕血，黑便”入院。6 年前患者行脾切除及门奇静脉断流术，4 年前行肝癌切除术。否认其他病史。

【体格检查】

体温 37 ℃，脉搏 62 次 / 分，血压 90/65 mmHg。神志清，双下肺呼吸音弱，心律齐。腹部膨隆，移动性浊音（+），双下肢水肿（+），神经系统检查正常。

【辅助检查】

化验检查：HGB 77 g/L，PLT 93 × 10^9/L，ALT 13.3 U/L，AST 23.4 U/L，TBIL 20.2 μmol/L，ALB 28.1 g/L，Cr 94.1 μmol/L，PT 13.2 s，PTA 72%，INR 1.21，APTT 33.5 s，FIB 1.33 g/L，TT 17.6 s。

胸部 CT：双侧胸腔积液伴双下肺膨胀不全。

超声心动图：射血分数 72%，二尖瓣轻度反流。

动态心电图检查：窦性心动过缓，心率（44 ～ 77）次 / 分，偶发房性及交界性期前收缩。

【诊断】

乙型肝炎肝硬化失代偿期；腹腔积液；门脉高压症；消化道出血；肝癌切除术后。

【治疗】

（1）实施手术名称：原位肝移植术（背驮式）+ 食管胃底横断术。

（2）麻醉管理：常规监测心电图（ECG）、血氧饱和度（SpO_2），桡动脉置管测定有创血压。采用静吸复合麻醉，咪达唑仑、舒芬太尼、丙泊酚及罗库溴铵诱导麻醉，气管插管机械通气，静脉泵注丙泊酚、舒芬太尼、罗库溴铵及吸入异氟醚维持麻醉，维持脑电双频谱指数（bispectral index，BIS）值在 35 ～ 50。床旁胃镜检查示食管胃底重度静脉曲张伴活动性

出血，胃管引流液为血性。右颈内静脉放置中心静脉导管及右心漂浮导管，连接 Vigilance 心排血量监测仪，连续测定中心静脉压（CVP）、肺动脉压[肺动脉收缩压（PASP），肺动脉舒张压（PADP）]、肺动脉压楔压（PAWP）、心指数（CI）、每搏心输出量指数（SVI）等。使用加温床垫、输血输液加温仪等维持体温。检测血气、电解质和血糖，纠正内环境紊乱。根据常规凝血功能指标如 APTT、PT、FIB、激活全血凝固时间（ACT）和 PLT，以及血栓弹力图（thromboelastogram，TEG）结果，输注血制品和凝血相关药物。依据出入量及循环变化给予合理容量治疗并应用血管活性药物。

无肝前期，因腹腔粘连严重，创面出血明显，但手术初期 TEG 及常规凝血检测基本正常。手术 4 小时开始无肝期，期间患者口腔及鼻腔出血约 2500 mL，胃管注入去甲肾上腺素冰盐水。循环波动明显，血压由 120 ～ 110/60 ～ 50 mmHg 降至 85 ～ 65/35 ～ 45 mmHg，心率由 70 次 / 分左右增至最快 140 次 / 分，CI 由 4.5 L/（min•m^2）降至最低 1.9 L/（min•m^2），CVP、PAWP、SVI 显著降低，快速补血补液，泵注去甲肾上腺素、多巴胺、多巴酚丁胺及肾上腺素，酌情单次静脉滴注血管活性药物。依据 TEG 及常规凝血检测（表 1-1、表 1-2、图 1-1）补充血浆、血小板、凝血酶原复合物、纤维蛋白原，给予氨基己酸。新肝后期凝血功能逐渐改善，因消化道仍在出血，行食管胃底横断术止血，此后循环渐平稳。

手术历时 14 小时 40 分钟，出血 19 000 mL，其中经胃管及口鼻出血约 3000 mL，尿量 1470 mL，腹腔积液 3200 mL，补液 26 865 mL，其中红细胞 11 600 mL、血浆 4600 mL、血小板 4 个单位（800 mL）、5% 白蛋白 3000 mL、5% 碳酸氢钠

1700 mL，纤维蛋白原 1.5 g，凝血酶原复合物 1200 U，氨基己酸 4 g，白蛋白总计 350 g。术后恢复顺利。

表 1-1　常规凝血功能检测指标的变化

指标	术前	无肝前期 240 分钟	无肝期 90 分钟	新肝期 160 分钟	新肝期 360 分钟
PT（s）	13.2	15	26.1	未凝集	14.5
PTA（%）	72	58	27	未凝集	62
PT-INR（INR）	1.21	1.31	2.08	未凝集	1.38
APTT（s）	33.5	51.4	未凝集	未凝集	46
FIB-C（g/L）	1.33	1.02	0.73	未凝集	1.27
TT（s）	17.6	18.2	20.8	未凝集	18.2
PLT（$\times 10^9$/L）	93	94	113	71	77
HGB（g/L）	77	61	56	71	79
ACT（s）	—	—	—	376	124

表 1-2　TEG 凝血功能检测参数的变化

指标	无肝前期		无肝期		新肝期		
	100 分钟（普通）	240 分钟（普通）	90 分钟（普通）	90 分钟（肝素酶）	200 分钟（普通）	200 分钟（肝素酶）	360 分钟（普通）
R(分钟)	7.4	7.1	23.1	20.1	14.4	8.9	5.1
K(分钟)	2.7	5.8	N	N	7.3	4.4	4.3
α（°）	69.4	34.7	13.4	28.3	29.1	44.9	65.9
MA（毫米）	47.6	35.9	7.6	10.7	33.9	46.7	43.6
CI	-2.5	-7.5	N	N	-13.6	-6.1	-2.4
LY30（%）	0	0	89.1	76.4	0	0	0

注：普通为 Kaolin 检测，肝素酶为 Kaolin with heparinase 检测，N 为无数值显示，R 为反应时间（分钟），K 为血凝块形成速率（分钟），α 为固态血栓形成的速度（°），MA 为最大振幅（毫米），CI 为综合凝血指数，LY30 为血栓溶解指数（%）。

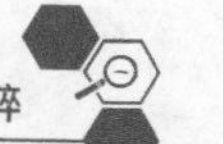

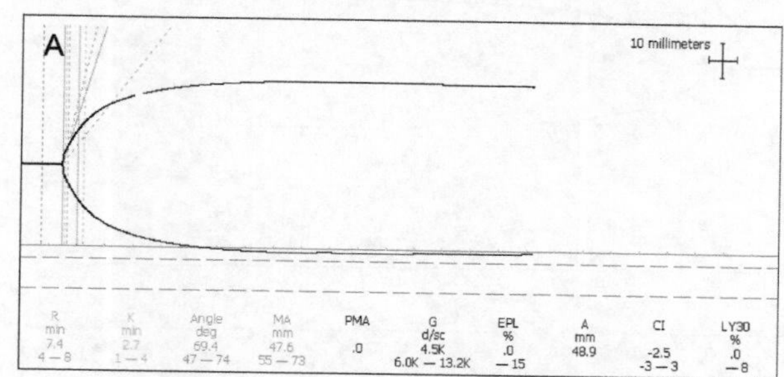
A
10 millimeters
R min 7.4 4 — 8
K min 2.7 1 — 4
Angle deg 69.4 47 — 74
MA mm 47.6 55 — 73
PMA .0
G d/sc 4.5K 6.0K — 13.2K
EPL % .0 — 15
A mm 48.9
CI -2.5 -3 — 3
LY30 % .0 — 8

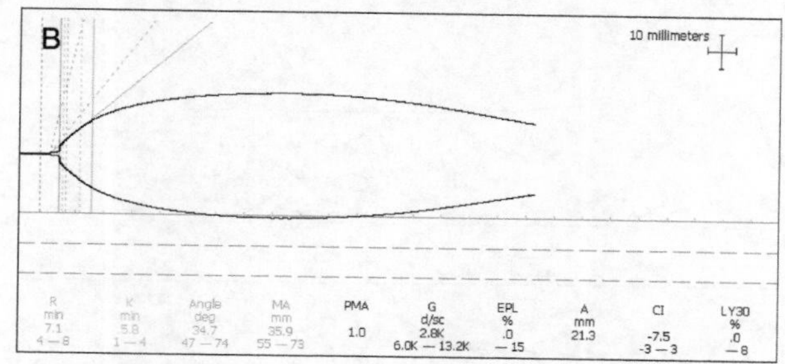
B
10 millimeters
R min 7.1 4 — 8
K min 5.8 1 — 4
Angle deg 34.7 47 — 74
MA mm 35.9 55 — 73
PMA 1.0
G d/sc 2.8K 6.0K — 13.2K
EPL % .0 — 15
A mm 21.3
CI -7.5 -3 — 3
LY30 % .0 — 8

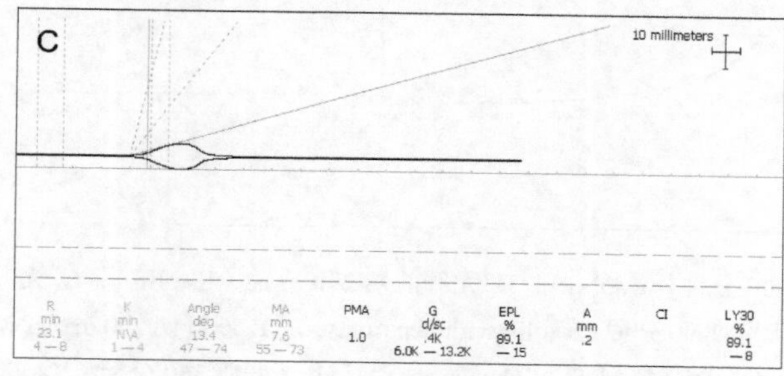
C
10 millimeters
R min 23.1 4 — 8
K min N\A 1 — 4
Angle deg 13.4 47 — 74
MA mm 7.6 55 — 73
PMA 1.0
G d/sc .4K 6.0K — 13.2K
EPL % 89.1 — 15
A mm .2
CI
LY30 % 89.1 — 8

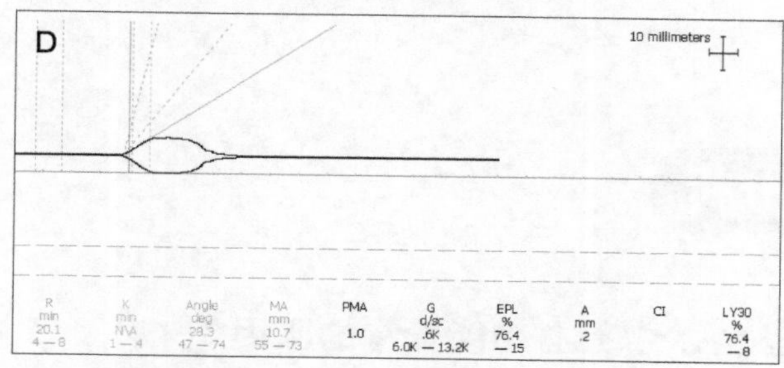
D
10 millimeters
R min 20.1 4 — 8
K min N\A 1 — 4
Angle deg 28.3 47 — 74
MA mm 10.7 55 — 73
PMA 1.0
G d/sc .6K 6.0K — 13.2K
EPL % 76.4 — 15
A mm .2
CI
LY30 % 76.4 — 8

笔记

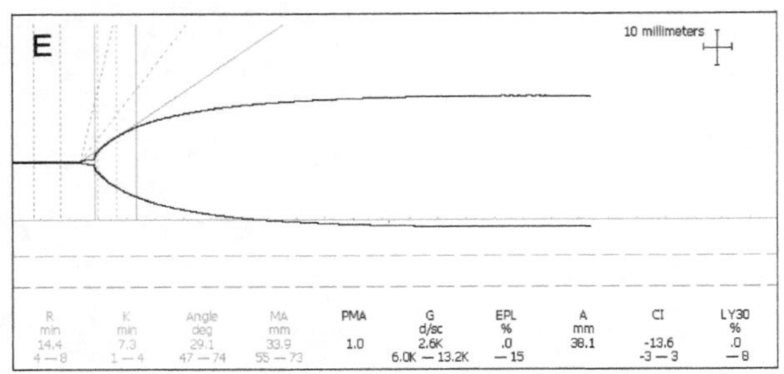

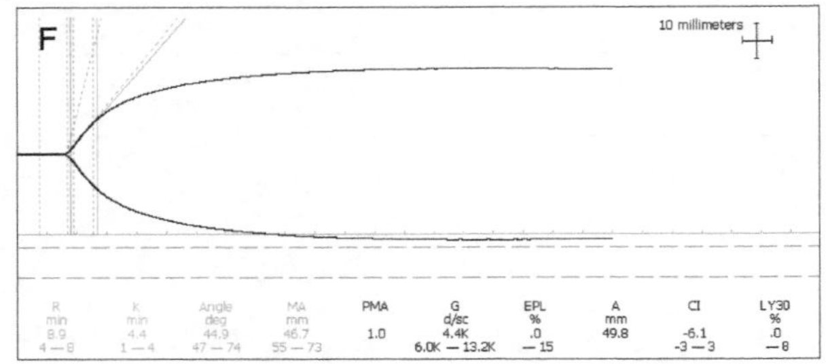

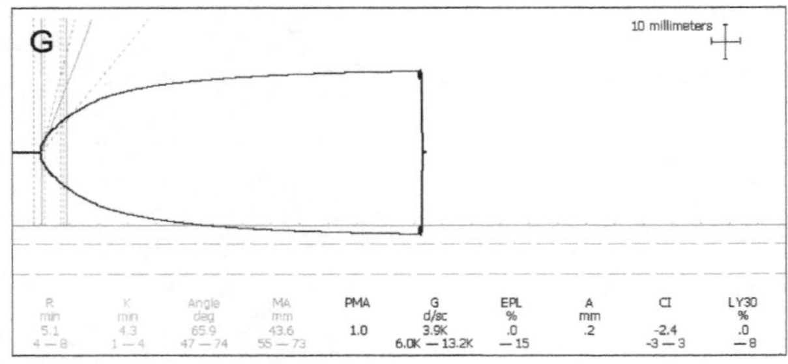

A. 无肝前期 100 分钟（Kaolin）；B. 无肝前期 240 分钟（Kaolin）；C. 无肝期 90 分钟（Kaolin）；D. 无肝期 90 分钟（Kaolin with heparinase）；E. 新肝期 200 分钟（Kaolin）；F. 新肝期 200 分钟（Kaolin with heparinase）；G. 新肝期 360 分钟（Kaolin）。

图 1-1　术中 TEG 检测结果

病例分析

1. 肝移植术中凝血功能异常的原因

肝移植手术中凝血病有多种原因，终末期肝病致血管内皮受损；肝功能下降致凝血因子合成减少，对肝素等抗凝物质的

清除力下降；组织纤溶酶原激活物增加及组织纤溶酶原激活抑制物减少导致纤溶亢进；脾功能亢进、血小板数量减少及功能下降等，多种因素导致术前低凝。术中大量出血，凝血因子丢失及消耗，补液后血液稀释；无肝期肝脏缺如，新肝内肝素等抗凝物质入血；内环境紊乱如低温、低血钙、酸血症等协同导致凝血及纤溶功能紊乱。

2. TEG 检测与常规凝血功能检测方法的比较

常规凝血功能检测如 APTT、PT、PTA、FIB 等指标，是以缺乏血小板的血浆测定的，多为定量结果；ACT 是监测肝素作用的指标。上述参数以纤维素形成为结局，不能反映血凝块形成的速度、强度，是凝血全过程片段、部分的描记。纤维蛋白溶解指标 D- 二聚体（D-Dimer）是众多降解产物之一，不能解释纤溶的程度和性质。上述指标种类繁多，血样需要处理，检测时间不一，均不反映凝血全貌，也不利于术中指导治疗。

TEG 能完整监测凝血和纤溶过程、血小板功能及肝素类物质对凝血的影响，直接反映患者的凝血状态，其结果为定性伴定量。TEG 参数的意义：R 值，反映参加凝血启动过程凝血因子的综合作用，直至纤维蛋白凝块开始形成，因凝血因子缺乏和（或）抗凝剂存在而延长；K 值，反映纤维蛋白和血小板在血凝块开始形成时的共同作用，以纤维蛋白功能为主，影响血小板功能及纤维蛋白原的抗凝剂均可使 K 值延长；α 角，反映纤维蛋白和血小板在血凝块形成时的共同作用；MA 值，反映血凝块的最大强度或硬度，其中血小板的作用约占 80%；CI 值，即以 R 值、K 值、α 角和 MA 值为基础来描述总体凝血状态，CI ＜ –3 为低凝状态，CI ＞ +3 为高凝状态，此参数对

于血栓和出血的预测具有意义；LY30，反映纤溶的活动程度，LY30 ＞ 7.5%，表示纤溶功能亢进。此外，TEG 有肝素酶监测和普通检测 2 种方法，可检测肝素类抗凝物质对凝血的影响。

3. 术中 TEG 指导凝血功能的监测治疗

术前常规凝血指标基本正常，无肝前期 100 分钟时 TEG 检测 CI 值为 –2.5。无肝前期 240 分钟，由于大量出血，凝血因子丢失、消耗，PT、INR、APTT、TT 均超过正常值，FIB、PTA 下降；TEG 检测 CI 值由 –2.5 变为 –7.5，出现低凝状态，尽管 PLT 为 94×10^9/L（术前 93×10^9/L），但 MA 值由 47.6 mm 降为 35.9 mm，表明血小板功能下降。

无肝期 90 分钟时出血量约 10 000 mL，PT 等指标显示凝血功能进一步下降，R 值由 7.1 分钟延长至 23.1 分钟，K 值无数值显示，α 角由 34.7° 降至 13.4° ，尽管此时 PLT 计数仍为 113×10^9/L，但 MA 值由 35.9 mm 降至 7.6 mm，CI 无数值显示，表明凝血功能继续降低，血小板功能严重不足；尤为重要的是，LY30 由 0 增至 89.1%（普通检测）及 76.4%（肝素酶检测），在严重低凝状态下出现严重的纤溶亢进，诊断为原发性纤溶亢进，给予氨基己酸抗纤溶治疗。

新肝期 160 分钟时 ACT 为 376 s，PT、INR、APTT、FIB、TT 均显示未凝集，此时若单纯依靠常规凝血指标指导治疗存在困难。新肝期 200 分钟时普通 TEG 检测 R 值为 14.4 分钟，肝素酶检测 R 值为 8.9 分钟，肝素酶检测的其他指标均好于普通检测，说明仍存在肝素的作用。通过综合调理，手术结束时 TEG 及常规凝血检测结果基本正常。

预后：患者恢复顺利，痊愈出院。

病例点评

凝血功能调控是肝移植麻醉管理的重要环节，TEG 可以动态反映凝血及纤溶全过程，特别是具有测定血小板功能、鉴别纤溶亢进的类型、测定肝素类因子对凝血功能的影响等优势。肝移植术中既要关注低凝导致出血，又要防止高凝发生栓塞事件。肝移植围术期床旁使用 TEG 检测指导治疗，有利于合理输入血制品，减少并发症。

参考文献

1. SCHUMACHER C，EISMANN H，SIEG L，et al. Use of rotational thromboelastometry in liver transplantation is associated with reduced transfusion requirements[J]. Exp Clin Transplant，2019，17（2）：222-230.
2. MARKIN N W，RINGENBERG K J，KASSEL C A，et al. 2018 Clinical update in liver transplantation[J]. J Cardiothorac Vasc Anesth，2019，33（12）：3239-3248.
3. SARACOGLU A，SARACOGLU K T. Coagulopathy during liver transplantation[J].J Anaesthesiol Clin Pharmacol，2018，34（3）：289-295.
4. KAMEL Y，HASSANIN A，AHMED A R，et al. Perioperative thromboelastometry for adult living donor liver transplant recipients with a tendency to hypercoagulability: a prospective observational cohort study[J].Transfus Med Hemother，2018，45（6）：404-412.
5. 国家卫生计生委医管中心加速康复外科专家委员会 . 中国肝移植围手术期加速康复管理专家共识（2018 版）[J]. 中华普通外科杂志，2018，33（3）：268-272.

（池　萍）

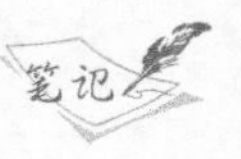

病例 2　肝移植术中感染性休克患者的麻醉

病历摘要

【基本信息】

患者，男，52 岁，主因“原发性肝癌、胆道癌栓，胆囊切除 + 肝癌酒精注射 +T 管引流术后 4 个月，伽马刀治疗后 2 个月，肝炎肝硬化乙型，高血压 1 级”入院。否认其他病史。

【体格检查】

体温 36.7 ℃，血压 125/78 mmHg，脉搏 78 次 / 分，心肺未闻及异常，余无异常。

【辅助检查】

化验检查：HGB 106 g/L，PLT 100×10^9/L，WBC 4.77×10^9/L，PT 14.4 s，PTA 67.8%，FIB 1.52 g/L，ALT 87 U/L，AST 59 U/L，ALB 31.6 g/L，TBIL 104.4 μmol/L，Cr 50.7 μmol/L，电解质正常。

心电图：窦性心动过速 112 次 / 分，非特异性 T 波异常。

胸片：正常。

超声心动图：射血分数 70%，左心室顺应性下降。

【诊断】

原发性肝癌，胆道外引流术后，肝炎肝硬化乙型。

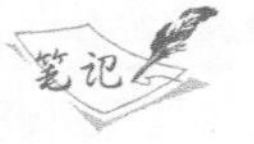

【治疗】

（1）实施手术名称：经典原位肝移植术。

（2）麻醉管理：常规监测心电图、血氧饱和度、BIS，桡动脉置管测压（SBP/DBP）。采用静吸复合全麻，咪达唑仑、舒芬太尼、依托咪酯、丙泊酚及罗库溴铵麻醉诱导，丙泊酚、舒芬太尼、罗库溴铵及异氟醚维持麻醉，维持 BIS 值在 35 ～ 50。颈内静脉放置 Swan-Ganz 导管，连接心排量监测仪（ Vigilance Ⅱ ），连续测定 CVP、PASP/PADP、心输出量（CO）、CI、体循环血管阻力指数（SVRI）、肺循环血管阻力指数（PVRI）、右心射血分数（RVEF）及混合静脉血氧饱和度等。使用输血输液加温仪、热风毯等维持体温。检测血气、电解质，纠正内环境紊乱。根据血栓弹性图及常规凝血检测调整凝血功能。根据出血量、尿量及凝血状态补充血浆、红细胞、白蛋白、晶体和胶体溶液等进行合理容量治疗。术中持续泵注特利加压素、乌司他丁，静脉泵注去甲肾上腺素、多巴胺、去氧肾上腺素，酌情单次静脉滴注去甲肾上腺素、肾上腺素等心血管活性药物，维持循环。

无肝期循环较稳定，新肝再灌注初期血压下降明显，但很快平稳。肝动脉开放约 3 小时胆道重建，因受体胆总管上次手术已结扎，行供体胆总管与受体空肠 Roux-Y 型吻合，患者出现心率升高、血压下降、体温增高，给予补液、血管活性药物、物理降温等处理，约 1 小时后胆肠吻合完毕，血压降至 80/40 mmHg，SVRI 明显减低，心率增快至 140 次 / 分，体温

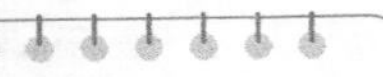

达 38.5 ℃，鉴于患者术前 1 日因胆道感染发热，行 T 管冲洗，术中胆道、肠道重建时间较长；无肝期血浆细菌内毒素明显增高，肝动脉开放后 WBC 升高至 19.6×10^9/L（无肝期 4.89×10^9/L），诊断为感染中毒性休克（图 2-1）。给予抗休克治疗，在手术开始前及新肝血管开放前分次输注头孢哌酮舒巴坦钠的基础上，静脉滴注亚胺培南西司他丁钠（泰能）1 g，继续给予血管活性药物及容量治疗，纠正内环境紊乱，给予甲泼尼龙 120 mg（新肝开放前给予 500 mg），约 30 分钟后循环稳定，SVRI 升高，体温有所下降，具体变化见表 2-1。

手术历时 15 小时 30 分钟，无肝期 72 分钟，补液 10 010 mL，其中 RBC 2000 mL，血浆 2400 mL，5% 碳酸氢钠 750 mL，出血量 4800 mL，尿量 2490 mL。术后患者痊愈出院。

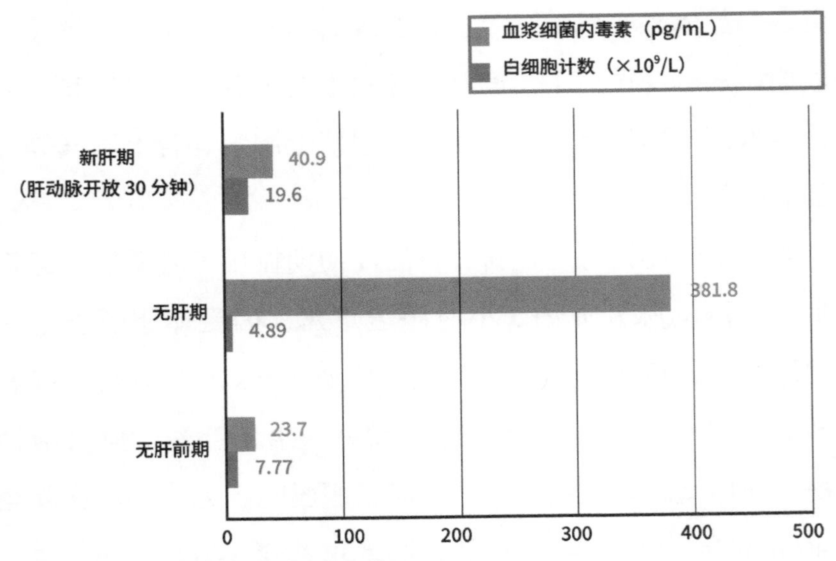

图 2-1　术中血浆细菌内毒素及 WBC 的变化

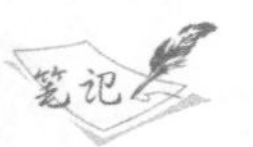

表 2-1　术中血流动力学及体温的变化

指标	手术开始	无肝前期（肝游离完毕）	无肝期（门静脉吻合前）	新肝期（门腔静脉开放 30 分钟）	新肝期（肝动脉开放 30 分钟）	胆肠吻合后	关腹
SBP/DBP（mmHg）	122/78	110/60	105/55	112/70	100/60	80/48	110/60
心率（次/分）	82	80	90	88	100	140	108
PASP/PADP（mmHg）	35/23	29/19	24/15	31/18	28/18	29/17	27/17
CVP（mmHg）	14	13	13	15	12	12	13
CO/CI [L/min，L/（min•m^2）]	6.3/3.4	9.3/5.1	5.8/3.2	8.4/4.6	6.5/3.5	6.1/3.3	6.6/3.5
SVRI [dyne•s/（cm^5•m^2）]	1850	1202	1467	1280	1401	1131	1455
体温（℃）	37	36.1	36.2	36	36.1	38	37.9

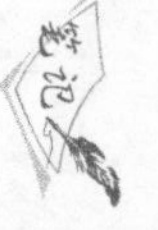

病例分析

1. 感染性休克或脓毒性休克

脓毒症是指因感染引起宿主反应失调导致的危及生命的器官功能障碍。脓毒性休克（septic shock），指脓毒症合并严重的循环、细胞和代谢紊乱。

诊断：对于感染或疑似感染的患者，当脓毒症相关序贯器官衰竭评分 [sequential（sepsis-related）organ failure assessment，SOFA] 较基线上升≥ 2 分可诊断为脓毒症。SOFA 评估包括呼吸系统（PaO_2/FiO_2）、凝血系统（血小板计数）、肝脏（胆红素）、心血管系统（MAP）、中枢神经系统（GCS 评分）、肾脏（肌酐、尿量）。临床可用床旁快速 SOFA（qSOFA）标准：呼吸频率≥ 22 次 / 分，意识改变，收缩压≤ 100 mmHg，如符合至少 2 项时，应进一步评估是否存在脏器功能障碍。脓毒性休克是在脓毒症的基础上，出现持续性低血压，在给予充分容量复苏后仍需血管活性药物来维持平均动脉压≥ 65 mmHg，以及血乳酸水平＞ 2 mmol/L。一般认为脓毒性休克收缩压低于 90 mmHg，或者平均动脉压低于 65 mmHg，是伴有低灌注的表现。

机制及生物标志物：脓毒性休克的发生与炎症、凝血、免疫等机制有关，标志物与多器官系统病理生理改变相关，高效、便捷的标志物有利于制定治疗方案，常用的有血乳酸、白细胞计数、降钙素原、C- 反应蛋白、血清淀粉样蛋白 A、血清可溶性 ST2、肝素结合蛋白、血浆内皮素 -1、细胞因子（TNF- α 和 IL-6）等，这些指标与脓毒症的发展及程度相关，

乳酸是预后的独立预测因子。严重感染等危重疾病诱发肠屏障损伤，细菌、毒素移位引发脓毒症及器官衰竭。有研究认为，内毒素在反映脓毒症的严重程度上优于 Lac，单核细胞线粒体 DNA 数量与生存率相关；但单一标志物提供的预测价值有局限性，必须综合其他指标。

2. 术中诊疗

脓毒症病死率高，是器官移植手术的常见并发症。明确脓毒血症发生、发展特点，早期诊疗是麻醉管理的重要内容。

本例患者术中预防性应用乌司他丁及抗生素抗感染，放置 Swan-Ganz 导管连续监测血流动力学。肝硬化患者普遍存在高排低阻，SVRI 从开始即低于正常水平。无肝期及新肝再灌注初期经容量治疗，应用血管活性药物，纠正酸碱、电解质等内环境紊乱等处理，血流动力学基本平稳。胆道重建过程中，在血管活性药物支持的情况下，血压明显下降，SBP 降至 80 mmHg，心率增快，SVRI 显示体循环阻力显著降低，体温迅速增高。本中心的既往研究显示，肝移植手术无肝期内毒素增加显著，该患者血浆内毒素一过性明显增高，提示发生内毒素移位。WBC 作为人体的第一道防线，发挥非特异性免疫作用，术中急剧升高，提示有感染发生。结合胆道感染史、WBC 及内毒素升高，诊断为感染性休克，经及时应用广谱强效抗生素、补液、加大血管活性药物用量等综合处理，循环很快稳定。

抗生素及糖皮质激素的使用：在识别后 1 小时内，使用一种或几种广谱抗生素，覆盖所有可能的病原体，在不影响治疗的前提下，留取标本行病原学诊断。经充分液体复苏及血管活

性药物治疗后，如血流动力学仍不稳定，适量静脉使用糖皮质激素。

难治性脓毒性休克：加强监测如通过漂浮导管、经食管超声、氧代谢和微循环等进行，在去甲肾上腺素、血管加压素效果不明显时，可试用亚甲蓝。重症者采取如连续血液净化、肾替代治疗、体外膜肺支持等疗法。

病例点评

肝移植围术期感染严重影响患者的预后，手术中在患者本身存在高排低阻、术中血流动力学波动大、血管活性药物支持，以及已经预防性使用抗生素的情况下，及时正确诊断脓毒性休克是保障手术成功的重要环节。

脓毒性休克的治疗主要包括液体复苏，血管活性药物的使用，呼吸、循环系统及重要器官功能的保护和替代治疗，强调动态评估及以氧代谢指导循环管理，尤为重要的是及早启动抗感染治疗和微生物培养。

参考文献

1. 中国医生协会急诊医生分会，中国研究型医院学会休克与脓毒症专业委员会 . 中国脓毒症 / 脓毒性休克急诊治疗指南（2018）[J]. 中国急救医学，2018，38（9）：741-756.
2. SINGER M，DEUTSCHMAN C S，SEYMOUR C W，et al. The third international consensus definitions for sepsis and septic shock（Sepsis-3）[J]. JAMA，2016，315（8）：801 - 810.
3. 王春梅，李万银 . PCT、CRP 及 SAA 检测在脓毒血症预后评估中的应用价值 [J].

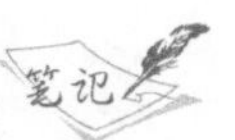

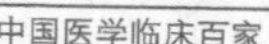

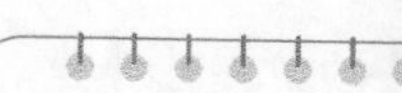

解放军预防医学杂志，2019，37（3）：126-127.

4. ZHOU Y，LIU Z，HUANG J，et al. Usefulness of the heparin-binding protein level to diagnose sepsis and septic shock according to Sepsis-3 compared with procalcitonin and C reactive protein: a prospective cohort study in China[J]. BMJ Open，2019，9（4）：e026527.
5. KAFFARNIK M F，AHMADI N，LOCK J F，et al. Correlation between plasma endothelin-1 levels and severity of septic liver failure quantified by maximal liver function capacity（LiMAx test）. A prospective study[J]. PLoS One，2017，12（5）：e0178237.
6. LIU Z，MENG Z，LI Y，et al. Prognostic accuracy of the serum lactate level，the SOFA score and the qSOFA score for mortality among adults with sepsis[J]. Scand J Trauma Resusc Emerg Med，2019，27（1）：51.
7. BOTTIROLI M，MONTI G，PINCIROLI R，et al. Prevalence and clinical significance of early high endotoxin activity in septic shock：an observational study[J]. J Crit Care，2017，41：124-129.
8. YANG Y，YANG J，YU B，et al. Association between circulating mononuclear cell mitochondrial DNA copy number and in-hospital mortality in septic patients：a prospective observational study based on the Sepsis-3 definition[J]. PLoS One，2019，14（2）：e0212808.
10. 彭科军，池萍，曹英浩，等. 不同程度肝硬化患者肝移植围术期血浆内毒素的变化 [J]. 临床麻醉学杂志，2013，29（12）：1149-1152.
11. MCCARTNEY S L，DUCE L，GHADIMI K. Intraoperative vasoplegia：methylene blue to the rescue![J]. Curr Opin Anaesthesiol，2018，31（1）：43-49.
12. LEE K W，CHO CW，LEE N，et al. Extracorporeal membrane oxygenation support for refractory septic shock in liver transplantation recipients[J]. Ann Surg Treat Res，2017，93（3）：152-158.

（池　萍）

病例 3　肝移植术中床旁连续血液滤过透析的应用

病历摘要

【基本信息】

患者，女，64 岁，主因“肝病史 14 个月，腹胀，双下肢水肿 4 周，发热 10 天”入院。高血压病史 10 年，药物控制血压。否认其他病史。

【体格检查】

体温 39 ℃，脉搏 80 次 / 分，血压 120/70 mmHg。神志清，皮肤、巩膜重度黄染，双肺呼吸音清，心律齐。腹部膨隆，腹腔积液大量，双下肢水肿（+），神经系统检查正常。

【辅助检查】

化验检查：HGB 52 g/L，PLT 15 × 10^9/L，ALT 3.0 U/L，AST 29 U/L，TBIL 308.3 μmol/L，ALB 33.1 g/L，Cr 884.1 μmol/L，UERA 41.16 mmol/L，Na^+ 130.0 mmol/L，K^+ 3.2 mmol/L。手术前行血浆置换，置换前与置换后凝血功能检查结果显示：PT 18.5 s（未凝集），PTA 47%（未凝集），INR 1.51（未凝集），APTT 58.2 s（160.7 s），FIB 1.09 g/L（未凝集）。肝功能 MELD 评分 46 分。

影像学检查：胸片示右下肺盘状不张，双侧少量胸腔积液，主动脉心影，主动脉硬化。超声心动图示射血分数 64%，

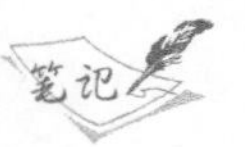

二、三尖瓣轻度反流。

心电图检查：正常。

【诊断】

慢性乙型病毒性肝炎（重型），腹腔积液，腹腔感染，胸腔积液，右下肺炎，肝肾综合征，急性肾衰竭。

【治疗】

（1）实施手术名称：亲属供肝活体肝移植术。

（2）麻醉管理

1）患者入室常规监测心电图、脉搏氧饱和度、桡动脉置管测定有创血压。采用静吸复合麻醉，诱导用药咪达唑仑、芬太尼、依托咪酯及罗库溴铵，气管插管机械通气，丙泊酚、芬太尼、罗库溴铵及吸入异氟醚维持麻醉。右颈内静脉置入漂浮导管，连接心排量监测仪（Edwards Vigilance Ⅱ），连续测定中心静脉压、肺动脉压、心输出量、体肺循环血管阻力等血流动力学指标。加温床垫和输液加温仪等维持体温，调节血气、电解质和酸碱平衡等内环境。根据血流动力学、出血量、尿量进行容量治疗，应用血管活性药物如多巴胺、去甲肾上腺素、多巴酚丁胺及硝酸甘油等维持循环稳定。根据 APTT、PT、INR、FIB、TT、ACT、PLT，以及 TEG 等检测结果，输注血制品和凝血相关药物，如血浆、血小板、纤维蛋白原、鱼精蛋白、氨基己酸及活化重组人凝血因子Ⅶ a。

2）患者入室前 Cr 884.1 μmol/L，肌酐清除率为 5 mL/min（Cockcroft 公式计算），UERA 41.16 mmol/L，麻醉后经维持肾脏灌注压，静脉滴注特利加压素、呋塞米等治疗，尿

量＜10 mL/h，肺动脉平均压30～35 mmHg，行经股静脉连续性静脉－静脉血液透析滤过（continuous veno-venous hemodiafiltration，CVVHDF）肾脏替代治疗，建立静脉－静脉体外循环，预冲液（生理盐水1000 mL加入肝素30 mg）预冲管路，置换液为血液滤过置换液，采取无抗凝的生理盐水冲洗，共治疗600分钟，脱水量1000 mL，术中循环稳定，手术时间720分钟，无肝期100分钟，尿量120 mL。术后142小时拔管，CVVHDF治疗共112小时，患者痊愈出院。

病例分析

1. 肝移植围术期肾损伤

急性肾损伤（acute kidney injury，AKI）是肝移植围术期常见且严重的并发症之一，多种因素可导致AKI发生。术前因素有肝肾综合征、肾小管/肾小球病变、高胆红素血症、高血压、糖尿病、利尿剂、感染、内毒素等；术中麻醉及手术创伤、门/腔静脉阻断，再灌注综合征致血流动力学剧烈波动、大量输血、血管活性药物应用、炎性介质及供肝的质量；术后肝功能延迟恢复、免疫抑制剂等均可致肾损伤，严重者出现肾衰竭。住院肝硬化患者约20%发生AKI，急性肝衰竭患者AKI发生率高达80%以上，其中30%～50%需替代治疗。肝移植术后AKI发生率达50%以上，AKI程度越高生存率越低。国内86家医院或移植中心的4482例研究显示，肝移植术后AKI发生率为3.97%，冷缺血及热缺血时间、失血、术前肌酐、多巴胺治疗期、钙调神经磷酸酶抑制剂、联合霉酚酸酯是

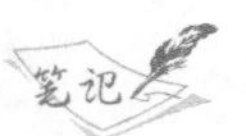

AKI 的独立危险因素。AKI 患者及移植物的生存率显著低于非 AKI 组，若肝缺血再灌注损伤与 AKI 同时存在，生存率明显下降，中重度肝缺血再灌注损伤患者 50% 存在 AKI，24% 需要肾替代治疗。

诊断 AKI 的标志物很多，有中性粒细胞明胶酶相关脂质运载蛋白、半胱氨酸蛋白酶抑制剂 C、肝型脂肪酸结合蛋白、巨噬细胞移动抑制因子、血尿素氮、β_2- 微球蛋白等。研究显示，血清肌酐仍是 AKI 诊断敏感性和特异性较高的指标。

2. 肝移植围术期肾功能保护

肝移植围术期肾功能的维护至关重要，适当有效循环血容量及使用血管活性药物如去甲肾上腺素、多巴胺等有助于维持血流动力学稳定，保证有效肾灌注压；白蛋白扩容，利尿药如甘露醇、呋塞米，抗感染、减轻缺血再灌注损伤的药物乌司他丁、前列腺素 E_1 等有肾保护作用。特利加压素作用于内脏血管精氨酸加压素受体，使大量扩张的内脏血管床收缩，增加循环血容量，减少对儿茶酚胺药物的需求，有助于维持血压，提高肾脏灌注压，通过调节内脏循环起到肾保护作用。

此外，手术技术如背驮术式、静脉 - 静脉转流技术，有利于保护肾功能。肾衰竭宜采用血液滤过、透析等替代治疗，严重者行肝肾联合移植。

3. 连续肾脏替代治疗

目前连续肾脏替代治疗（continuous renal replacement therapy，CRRT）的应用已从肾替代到危重症、多器官衰竭支持治疗领域。CRRT 常用 CVVHDF 模式，血液透析（hemodialysis，

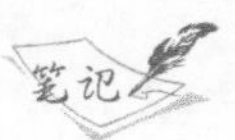

HD）利用弥散作用清除体内水、电解质和中小分子物质，补充体内所需物质；血液滤过（hemofiltration，HF）是通过对流方式（模拟肾小球的滤过原理）清除体内水、电解质和中大分子物质，补充相似体积的液体和血浆等有用成分（置换液）。术中 CVVHDF 治疗有助于容量治疗，维持循环平稳，调节水、电解质及酸碱平衡，清除体内毒素、炎症介质及代谢产物，注意事项为术中血流动力学的调控：CVVHDF 治疗中易发生血流动力学不稳定，要避免容量的过度和不足，根据循环指标、补液量、出血量等调节置换液量和脱水量。

凝血功能调控：抗凝太过导致无法止血，抗凝不足造成管道凝血或发生体内血栓栓塞，而危及患者的生命，曾有报道血滤开始出现心脏及大血管广泛血栓栓塞的死亡案例。抗凝有全身、局部及无抗凝方式；抗凝药物包括肝素、低分子肝素、枸橼酸钠、前列腺素等，特别要注意抗凝并发症，如出血、肝素诱导性血小板减少症。2012 年改善全球肾脏病预后组织指南建议首选局部枸橼酸钠抗凝，与肝素相比具有耐受、有效、安全和管路寿命延长的优势。凝血功能严重低下（INR ＞ 2.5，PLT ＜ 30×10^9/L，APTT ＞ 60 s，ACT ＞ 250 s）时，可采用无抗凝治疗，定期生理盐水冲洗外管道，及时检测凝血功能，置换液前稀释。结合 TEG 凝血功能动态进行全面评估，以减少并发症。

此外，注意管道并发症的发生，如膜反应、过敏反应、栓塞、气栓等。及时纠正治疗相关并发症如低体温、酸碱和电解质（血钾、血钠及血钙等）失衡等导致的内环境紊乱。

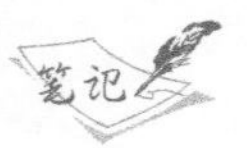

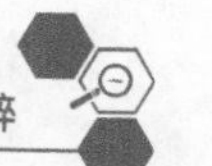

4. 术中情况

本例患者术前出现肾衰竭，并存在肺动脉高压，鉴于肝移植手术时间较长，术中对容量管理或内环境调控存在一定困难，增加了危及生命事件发生的风险。经过及早启动CVVHDF治疗，术中连续治疗10小时，保证了手术成功，使得患者顺利康复。

病例点评

终末期肝病患者围手术期AKI及肾衰竭的发生率高，严重影响手术安全进行及患者的生存率，CRRT是围术期有效的治疗方法。手术中使用CRRT，需移植团队评估其风险和获益，慎重选择，必要时需及早使用，加强对并发症的防治。

提高手术技巧、个体化精益的麻醉管理，有利于患者平稳度过手术期，减轻肾功能损伤，提高生存率。

参考文献

1. REGNER K R，SINGBARTL K. Kidney injury in liver disease[J]. Crit Care Clin，2016，32（3）：343-355.

2. HILMI I A，DAMIAN D，AL-KHAFAJI A，et al. Acute kidney injury following orthotopic liver transplantation：incidence，risk factors，and effects on patient and graft outcomes[J].Br J Anaesth，2015，14（6）：919-926.

3. RAHMAN S，DAVIDSON B R，MALLETT S V. Early acute kidney injury after liver transplantation：predisposing factors and clinical implications[J].World J Hepatol，2017，9（18）：823-832.

4. ZONGYI Y，BAIFENG L，FUNIAN Z，et al. Risk factors of acute kidney injury after orthotopic liver transplantation in China[J].Sci Rep，2017，7：41555.

5. KANDIL M A，ABOUELENAIN K M，ALSEBAEY A，et al. Impact of terlipressin infusion during and after live donor liver transplantation on incidence of acute kidney injury and neutrophil gelatinase-associated lipocalin serum levels：A randomized controlled trial[J]. Clin Transplant，2017，31（8）.
6. RONCO C. Continuous renal replacement therapy：forty-year anniversary[J]. Int J Artif Organs，2017，40（6）：257-264.
7. MARTINS P N，KIM-SCHLUGER L，RODRIGUEZ-DAVALOS M，et al. Massive pulmonary and intracardiac embolism during liver transplantation[J]. Exp Clin Transplant，2010，8（2）：184-188.
8. TRINH E，WEBER C. The dialysis sodium gradient：a modifiable risk factor for fluid overload[J]. Nephron Extra，2017，7（1）：10-17.
9. NAGAI S，MOONKA D，PATEL A. Novel intraoperative management in the model for end-stage liver disease-sodium era：continuous venovenous hemofiltration for severe hyponatremia in liver transplantation[J]. Liver Transpl，2018，24（2）：304-307.
10. 池萍，曹英浩，贺海丽，等 . 肝移植术中应用连续静脉 - 静脉血液透析滤过的麻醉管理 [J]. 器官移植，2013，4（3）：151-155.
11. WONNACOTT R，JOSEPHS B，JAMIESON J. CRRT regional anticoagulation using citrate in the liver failure and liver transplant population[J]. Crit Care Nurs Q，2016，39（3）：241-251.

（池　萍）

病例 4　肝移植合并肺动脉高压患者的麻醉

病历摘要

【基本信息】

患者，男，61 岁，主因“肝硬化 12 年，肝占位 6 月余”入院。入院诊断为肝炎肝硬化乙型失代偿期、原发性肝癌，既往接受肝癌介入射频消融治疗，拟行同种异体原位肝移植术。

【体格检查】

体温 36.7 ℃，心率 110 次 / 分，血压 147/82 mmHg，一般情况较差，腹部膨隆。

【辅助检查】

血常规：WBC 10.95×10^9/L，HGB 71 g/L，PLT 79×10^9/L。血生化：ALT 78.5 U/L，AST 82.3 U/L，TBIL 440.7 μmol/L，DBIL 174.9 μmol/L，ALB 34.1 g/L。凝血检查：PT 26.8 s，APTT 92.3 s，PT-INR 2.37，FIB 1.11 g/L。

腹部超声检查：大量腹腔积液。

心脏超声检查：右心室增大，跨瓣压估测肺动脉压 43 mmHg，中度肺动脉高压。

【诊断】

肝炎肝硬化乙型失代偿期、原发性肝癌。

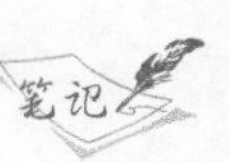

【治疗】

（1）实施手术名称：原位肝移植术。

（2）麻醉管理：术前 Child-Pugh 评分为 C 级，入室后给予面罩吸氧，常规监测心电图（ECG）、血氧饱和度（SpO_2）、无创血压（non-invasive blood pressure，NBP）。开放静脉通路后，给予咪达唑仑 0.02 mg/kg 和舒芬太尼 0.1 ～ 0.2 μg/kg，于局麻下行桡动脉穿刺置管，建立有创动脉压力监测。麻醉诱导采用咪达唑仑 0.05 mg/kg，依托咪酯 0.3 mg/kg，丙泊酚 1 mg/kg，舒芬太尼 0.4 μg/kg，罗库溴铵 0.5 mg/kg。给予气管插管机械通气，潮气量为 8 mL/kg，呼吸末正压（PEEP）为 5 cmH_2O，吸入氧浓度维持在 60% ～ 70%，呼气末二氧化碳分压维持 30 ～ 45 mmHg。诱导完成后，行右锁骨下静脉穿刺，置入 7 F 三腔中心静脉导管用于输液和给药。行右颈内静脉穿刺，置入 Swan-Ganz 导管，连接有创压力监测模块和连续心排量监测仪，监测右心房压（RAP）、平均肺动脉压（MPAP）、肺动脉阻塞压（PAOP）、CI、RVEF、右心室舒张末期容积指数（RVEDVI）和 SVI，计算 SVRI 和 PVRI。术中麻醉维持：持续静脉泵注丙泊酚 2 ～ 4 mg/（kg•h）、舒芬太尼 0.3 ～ 0.4 μg/（kg•h）、罗库溴铵 0.4 mg/（kg•h）。术中使用加温垫、热风毯、液体加温仪维持体温，使鼻咽温度大于 35.5 ℃。定期检测血气、电解质和血糖，纠正内环境紊乱。根据 TEG、ACT 及其他常规凝血功能检测结果调节凝血功能。根据出血量、尿量、血流动力学及凝血功能变化合理补充晶体液、人工胶体液、白蛋白溶液、血浆、血小板、红细胞悬液等。手术开始后，静脉泵注特利加压素 0.2 mg/h，收缩内脏血管，减少内

脏血流量，降低门静脉压力；多巴胺 1 ～ 2 μg/（kg•min），改善肾脏灌注，维持肾脏功能。根据患者血流动力学情况于无肝前期或无肝期加用去甲肾上腺素 0.01 ～ 0.5 μg/（kg•min），酌情单次静脉滴注去甲肾上腺素、肾上腺素等血管活性药物，术毕保留气管导管返回 ICU。

肺动脉高压处理：通过中心静脉导管静脉泵注硝酸甘油 0.2 ～ 1.5 μg/（kg•min），同时通过肺动脉导管泵注前列地尔（PGE1）0.03 ～ 0.15 μg/（kg•h）。术中血流动力学指标变化见表 4-1。

表 4-1　术中血流动力学指标变化

指标	门静脉阻断前	门静脉阻断后		门静脉开放后		
	10 分钟	0 分钟	30 分钟	5 分钟	60 分钟	术毕
MAP（mmHg）	72	56	63	59	75	78
MPAP(mmHg）	29	17	15	33	33	31
SVRI [dyne•s/（cm^5•m^2）]	1158	1576	1490	1246	1011	954
PVRI [dyne•s/（cm^5•m^2）]	327	205	210	398	376	359

病例分析

在门静脉高压基础上发生的肺动脉高压（pulmonary hypertention，PH），属于动脉型肺动脉高压，其发生机制与门静脉高压密切相关。最初是由较低的体循环阻力和较高的心排血量作用导致动力性肺动脉压升高；随着病程进展，肝脏功能

不全导致血管活性物质在肝内灭活减少，血管收缩因子（如内皮素、血栓素等）和血管舒张因子（如前列腺素、一氧化氮等）比例失调，在引起肺血管收缩的基础上，小动脉发生变形重塑，出现血管内膜纤维化、中层肥厚、外膜增生及类纤维蛋白坏死。另外，门静脉高压进展到一定阶段出现门体侧支循环开通，使肝脏对来自肠道的细菌及内毒素灭活功能降低，内毒素进入肺循环导致肺血管内巨噬细胞广泛聚集并且黏附于肺血管内皮，释放各种炎性因子，形成微血栓，加重肺血管收缩发生变形重塑。

肝移植术中由于无肝期无氧代谢产生的物质及内毒素作用加重肺动脉高压程度，肺循环阻力增加，同时新肝期增加的心排血量也产生动力性肺动脉压力升高。

针对肺动脉高压处理采用泵注硝酸甘油，通过硝酸酯释放一氧化氮直接扩张血管，其对静脉的作用强于小动脉，可以减少回心血量，降低前负荷，使 PVRI、SVRI 下降。PGE1 通过作用于血管平滑肌的前列腺素受体，直接扩张血管，其对肺动脉有很强的扩张作用；另外，还有明显抑制血小板聚集的功能，能减轻肺循环微血栓引起的肺动脉高压，PGE1 经肺内皮细胞代谢后，对体循环作用减弱，适合于经肺动脉导管途径泵注。无肝期开放前吸入纯氧提高氧储备，同时及时纠正贫血，减轻开放后缺氧所致的肺动脉高压。PH 肝移植术中应特别注意高血容量对肺动脉压及右心功能的影响，避免因高血容量造成肺动脉高压导致右心功能障碍甚至新肝淤血肿胀，影响新肝功能。处理原则是无肝期根据患者情况、手术方式、阻断时间及术中出血量等因素，调节补液量，使血容量处于略微不足的

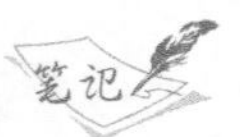

状态，同时使用去甲肾上腺素等血管活性药物维持循环稳定，不仅只依赖补液维持。新肝期在循环稳定的情况下，尽量减少去甲肾上腺素等血管活性药物的使用，维持正常偏低的 RAP，情况允许时可以合用利尿药和β受体阻滞药。此时在保证心输出量的同时减轻循环的高动力状态，通过提高外周循环阻力，保证重要脏器的灌注压，减轻循环的低阻力状态，降低动力性肺动脉高压程度。目前围术期使用可降低肺动脉压力的靶向治疗：吸入依前列醇、一氧化氮，口服西地那非等通过一氧化氮机制发挥作用；口服内皮素受体拮抗药，静脉注射曲前列尼尔通过直接舒张肺和全身动脉血管床并抑制血小板聚集发挥作用。

病例点评

对拟行肝移植手术的患者，评估可能发生心血管并发症的风险是改善预后的基石，术前应行经胸多普勒超声心动图检查，筛查 PH，但检出率不高。经右心导管检查和急性血管扩张试验是诊断肺动脉高压的金标准。此外，要关注静脉型肺静脉高压（pulmonary venous hypertension，PVH）的存在，目前尚无很好的定义。

PH 患者肝移植术麻醉管理的关键在于维持右心功能，右心导管及经食管超声监测有利于指导治疗，同时要纠正引起可逆性肺动脉高压的因素。

参考文献

1. GHOFRANI H A. Cardiopulmonary haemodynamics in portopulmonary hypertension[J]. Lancet Respir Med，2019，68（12）：892-897.
2. RIOU M，JUTANT E M，MIGNARD X，et al.Liver diseases and pulmonary vascular disorders[J]. Rev Med Interne，2018，39（12）：925-934.
3. ABUHALIMEH B，KROWKA M J，TONELLI A R. Treatment barriers in portopulmonary hypertension[J].Hepatology，2019，69（1）：431-443.
4. CHENG C H，WANG Y C，WU T H，et al. Sildenafil monotherapy to treat portopulmonary hypertension before liver transplant[J]. Transplant Proc，2019，51（5）：1435-1438.
5. DEL POZO R，HERNANDEZ GONZALEZ I，ESCRIBANO-SUBIAS P. The prostacyclin pathway in pulmonary arterial hypertension：a clinical review[J]. Expert Rev Respir Med，2017，11（6）：491-503.
6. RAJARAM P，PAREKH A，FISHER M，et al. Comparison of poste-liver transplantation outcomes in portopulmonary hypertension and pulmonary venous hypertension：a single-center experience[J].Transplantation Proceedings，2017，49（2）：338-343.

（彭科军　池　萍）

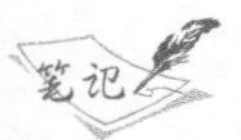

病例 5 肝移植术中心脏搏动骤停的处理

病历摘要

【基本信息】

患者，男，54 岁，主因“肝炎肝硬化 12 年，发现肝癌 3 个月”入院。

【体格检查】

患者神志清，精神可，双肺呼吸音对称，清晰，未闻及干、湿性啰音。心律齐，92 次 / 分。腹部平软，移动性浊音（–），双下肢活动可，无水肿，余无异常。

【辅助检查】

血常规：WBC 4.35×10^9/L，RBC 4.0×10^{12}/L，HGB 135 g/L，PLT 138×10^9/L。血生化：TBIL 14.1 μmol/L，DBIL 5.9 μmol/L，TP 69.4 g/L，ALB 36.2 g/L。凝血项：PTA 86%，INR 1.11，APTT 32.2 s，FIB 3.67 g/L。

胸片：心肺未见明显异常。

腹部 CT：肝左外叶占位。

心电图：窦性心律，大致正常。

【诊断】

肝炎肝硬化乙型代偿期；原发性肝癌。

【治疗】

（1）实施手术名称：原位肝移植术（经典式）。

（2）麻醉管理：术前Child-Pugh评级为A级，入室后给予面罩吸氧，常规监测ECG、SpO_2、NBP。开放静脉通路后，于局麻下行桡动脉穿刺置管，建立有创动脉压力监测。静脉注射咪达唑仑0.05 mg/kg，依托咪酯0.3 mg/kg，丙泊酚1 mg/kg，舒芬太尼0.4 μg/kg，罗库溴铵0.5 mg/kg。行全麻诱导后气管插管和机械通气，潮气量8 mL/kg，PEEP为5 cmH_2O，吸入氧浓度维持在70%。行右锁骨下静脉穿刺，置入7 F三腔中心静脉导管用于输液和给药。行右颈内静脉穿刺，置入Swan-Ganz导管，连接有创压力监测模块和连续心排量监测仪（Edwards Vigilance Ⅱ），持续监测RAP、MPAP、PAOP、CI、RVEF、RVEDVI和SVI；计算SVRI和PVRI。术中麻醉维持：持续静脉泵注丙泊酚2～4 mg/（kg•h）、舒芬太尼0.3～0.4 μg/（kg•h）、罗库溴铵0.3～0.4 mg/（kg•h）。术中使用加温垫、热风毯、液体加温仪维持体温，使鼻咽温度大于35.5 ℃。定期检测血气、电解质和血糖，纠正内环境紊乱。根据TEG、ACT及其他常规凝血功能检测结果调节凝血功能。根据出血量、尿量、血流动力学及凝血功能变化合理补充晶体液、人工胶体液、白蛋白溶液、血浆、血小板、红细胞悬液等。手术开始后，静脉泵注特利加压素0.2 mg/h，收缩内脏血管，减少内脏血流量，降低门静脉压力；多巴胺1～2 μg/（kg•min），改善肾脏灌注，维持肾脏功能。手术方式为经典肝移植，无肝期行下腔静脉全阻断，给予静脉泵注去甲肾上腺素0.1～0.5 μg/（kg•min），开放前10分钟动脉血气：pH

笔记

7.324，PCO_2 42.6 mmHg，PO_2 305 mmHg，BE –1 mmol/L，HCO_3^- 25.3 mmol/L，Na^+ 139 mmol/L，K^+ 3.7 mmol/L，开放前心率为 78 次 / 分，血压为 124/78 mmHg。下腔静脉开放后出现心率降至 30 次 / 分，血压降至 40 ～ 50/20 ～ 30 mmHg，中心静脉压升至 20 mmHg，立即分次给予肾上腺素 50 μg、去甲肾上腺素 20 μg，并行经膈肌下辅助心脏复苏，心率逐渐恢复，循环稳定，血压 90 ～ 110/ 55 ～ 65 mmHg，中心静脉压降至 10 mmHg 左右。

病例分析

患者 Child-Pugh 评级为 A 级，肝功能尚可，门体侧支循环尚未建立，在经典肝移植术中，阻断下腔静脉后，上下腔静脉之间缺乏侧支循环沟通，其循环波动较门体侧支循环建立患者剧烈，所以无肝期维持循环稳定需要精心调节。

新肝期下腔静脉开放后，由于无肝期补充的液体，加之下腔静脉阻断开放后回流的血容量，容易使心脏前负荷增加，导致心输出量降低，甚至出现心功能不全，心脏搏动停止。无肝期阻断产生的无氧代谢产物、高血钾及低温也会抑制心脏功能。8% ～ 30% 患者会出现再灌注综合征，主要表现为心血管系统剧烈波动，再灌注的最初 5 分钟内，平均动脉压、体循环阻力及心肌收缩力降低，而肺循环阻力和肺动脉压力升高。其发生可能与开放后供肝释放的血管活性物质有关，也与新肝期肝脏功能尚未恢复对无肝期代谢物灭活能力下降有关。

病例点评

对于肝功能 Child-Pugh 评级为 A 级的肝移植患者，因缺乏上下腔静脉之间的侧支循环，经典术式阻断腔静脉后，无肝期维持循环稳定不能过于依赖液体容量治疗，而应及时使用心血管活性药物，同时在新肝血流开放前提高心率和血压，纠正酸碱、电解质及体温等内环境紊乱，减少再灌注综合征的发生风险，以避免开放后心率偏慢，舒张期回心血量增加，加重心脏前负荷，以及其他多种因素直接抑制心脏功能。此外，在血钾的调控方面要特别关注供肝冲洗液中高钾浓度与急性高钾血症相关，以避免增加再灌注后心脏搏动骤停的风险。

手术医生调控血管开放的顺序和速度是预防再灌注综合征发生的重要手段，有发生心脏停搏的迹象时，及早辅助膈下心脏复苏，多措并举，减少严重危及生命心脏事件的发生。

参考文献

1. DELLA R G，CHIARANDINI P. Hemodynamic monitoring during liver transplantation[J]. Int Anesthesiol Clin，2017，55（2）：121-134.
2. PAUGAM-BURTZ C，KAVAFYAN J，MERCKX P，et al. Postreperfusion syndrome during liver transplantation for cirrhosis：outcome and predictors[J]. Liver Transpl，2009，15（5）：522-529.
3. DALAL A. Anesthesia for liver transplantation[J]. Transplant Rev（Orlando），2016，30（1）：51-60.
4. YANG C，HUANG L，LI X，et al. Effects of retrograde reperfusion on the intra operative internal environment and hemodynamics in classic orthotopic liver transplantation[J]. BMC Surg，2018，18（1）：115-122.

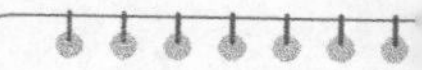

5. ZHANG L，TIAN M，WEI L，et al. Expanded criteria donor-related hyperkalemia and postreperfusion cardiac arrest during liver transplantation：a case report and literature review[J]. Ann Transplant，2018，23：450-456.

（彭科军　池　萍）

病例6 肝移植术中临时心脏起搏器的应用

病历摘要

【基本信息】

患者，男，43岁，主因“乙肝10余年，腹腔积液，双下肢水肿14个月，黑便6个月”入院。既往右侧腹股沟斜疝修补术。否认高血压、冠心病、糖尿病等病史。

【体格检查】

体温36.5 ℃，血压120/70 mmHg，脉搏65次/分，神志清，心肺未闻及异常，腹腔积液（+），移动性浊音（+），下肢水肿（+），神经系统检查正常。

【辅助检查】

化验检查：HGB 76 g/L，PLT 102 × 10^9/L，WBC 2.61 × 10^9/L，PT 17.1 s，PTA 67.8%，FIB 1.52 g/L，ALT 26.8 U/L，AST 40 U/L，ALB 31.6 g/L，TBIL19.3 μmol/L，Cr 63 μmol/L，电解质正常。肝功能Child-Pugh分级B级，MELD指数9.2。

心电图：房性心律，心率57次/分，长Q- Tc间期（Q- T/Q-Tc 458/452 ms）。

胸片：未见明显异常。

超声心动图：射血分数70%，二尖瓣、肺动脉瓣少量反流。

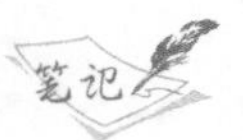

腹部CT：肝硬化伴多发再生结节，脾大，侧支循环形成，腹腔积液。

【诊断】

乙型肝炎肝硬化失代偿期，门脉高压症，脾大，脾功能亢进，食管胃底静脉曲张破裂出血，上消化道出血，低蛋白血症，腹腔积液。

【治疗】

（1）实施手术名称：同种异体原位肝移植术（背驮式）。

（2）麻醉管理

1）麻醉方法：常规监测心电图、血氧饱和度、BIS，桡动脉置管测血压，采用静吸复合全麻，咪达唑仑、舒芬太尼、依托咪酯、丙泊酚及罗库溴铵麻醉诱导，七氟醚、丙泊酚、舒芬太尼及罗库溴铵维持麻醉。行气管插管机械通气，静脉泵注丙泊酚、舒芬太尼、罗库溴铵及吸入七氟醚维持麻醉，维持BIS值在35～50。术中维持体温，调节凝血功能，纠正血气、电解质及酸碱等内环境紊乱。根据出血量、尿量、血流动力学及凝血功能补充血浆、血小板、红细胞、白蛋白、胶体和晶体溶液等进行合理容量治疗。辅助应用去甲肾上腺素、多巴胺、肾上腺素、硝酸甘油等心血管活性药物，维持血流动力学稳定。

2）临时心脏起搏器放置：气管插管后患者房性心律60次/分左右，间或出现交界性心律50次/分左右，给予阿托品心率无明显升高。经颈内静脉放置临时心脏起搏器，触发心室起搏，起搏频率50次/分。

3）术中特殊事件：无肝前期循环基本稳定，心律为房性、

结性或起搏心律，血钾、血钙及酸碱平衡基本正常。无肝期在血管活性药物辅助下循环及内环境稳定。新肝期门腔静脉血流再灌注时，心率剧降，低于 40 次 / 分，静脉滴注肾上腺素、去甲肾上腺素等药物，同时术者经膈肌下心脏按压辅助循环约 1 分钟，恢复房性、结性或起搏心律，心率 50 次 / 分左右，新肝血流开放 5 分钟动脉血气示 $PaCO_2$ 为 51.8 mmHg，血钾、血钙等电解质正常，体温 34.4 ℃，后期手术过程顺利，手术时间 700 分钟，出血量 2200 mL，补液量 8670 mL，尿量 1100 mL。术毕带气管导管及起搏器回 ICU。

4）预后：术后第 2 天拔除气管导管，保留起搏器 1 天，心电图后续转为窦性心律，痊愈出院。

病例分析

1. 肝硬化性心肌病

终末期肝病患者肝功能处于失代偿期，心血管功能处于高动力循环状态，后负荷降低掩盖心室功能不良，对循环系统功能评估易出现偏差，对于普遍存在的肝硬化性心肌病（cirrhotic cardiomyopathy，CCM），因多处于亚临床状态，易被漏诊。据估计，40% ～ 50% 接受肝移植的肝硬化患者有一些心功能不全的迹象，意味着这些患者在 CCM 状态下接受了手术，其对治疗和预后的反应还待探讨。CCM 表现为心脏结构、功能及电生理异常，慢性心肌收缩和舒张功能不全，在运动、肝移植手术等应激情况下心血管功能不全的表现才明显，CCM 与肝硬化患者的病死率显著相关。CCM 患者，存在窦房结起搏及

心脏传导功能异常如房性心律、Q-Tc 间期延长等，研究表明肝硬化患者 50% 以上存在 Q-T 间期延长，重者可发生致命性室性心律失常和突然死亡。心血管对应激反应的调节能力取决于自主神经系统，86% 以上肝硬化特别是 CCM 患者存在自主神经病变，交感及副交感神经系统功能紊乱，心血管反射敏感性减弱，对心血管活性药物不敏感，应激状态下正性变力及变时等代偿功能下降，围术期易发生心血管并发症。对我院 500 例肝移植患者的回顾性研究显示，术前有心脏病病史及 Q-T 间期延长的患者，术后心律失常、心力衰竭等的发生率明显升高。研究认为肝移植是唯一有效的治疗 CCM 的方法，能够逆转心脏损伤，术后 63% 患者自主神经功能恢复，Q-Tc 间期缩短或正常。血清标志物、心电图、超声心动图和磁共振检查有助于诊断。

围手术期应加强心血管功能监测，降低心律失常和心力衰竭等心血管并发症的风险。体外膜氧合、心室辅助装置对移植术后心力衰竭治疗有益。

2. 预防性临时起搏器放置

临时心脏起搏是治疗严重心律失常的一种应急和有效的措施，也是心肺复苏的急救手段，为非心脏手术患者平稳、顺利度过手术期提供了重要的安全保障措施。随着对如肝移植等患者由于手术及疾病状态导致术中发生循环和内环境急剧变化风险的认识不断提高，预防性或保护性起搏适应证范围也得以拓宽。本例患者为肝硬化失代偿期，心脏超声检查提示心脏结构和功能基本正常，但存在窦房结起搏功能低下，房性心律伴 Q-Tc 间期延长，对阿托品敏感性不佳，不除外合并自主神经

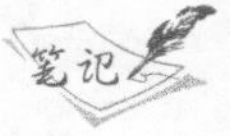

功能下降。国外及我院都有关于在肝移植术中出现严重传导阻滞放置起搏器的报道。基于此，为避免术中出现危及生命的心律失常，放置临时心内起搏器十分重要。

3. 起搏器的作用

移植新肝再灌注是肝移植手术特有的状态，无肝期产生的代谢产物、门腔静脉血流开放、血容量的重新分布、电解质和酸碱平衡等内环境改变、供肝的大小和质量及灌注液的种类等，多因素导致心血管功能短时间急剧变化，发生心律失常、再灌注综合征甚至心脏搏动骤停等心血管事件。本例患者新肝血流开放再灌注前内环境基本正常，循环稳定，开放后心率急剧下降低于 40 次 / 分，起搏器未能及时起搏，经膈肌下心脏按压辅助循环及应用肾上腺素等血管活性药物后，恢复起搏及其他心律；开放血气提示 $PaCO_2$ 为 51.8 mmHg，体温 34.4 ℃，提示肝移植新肝再灌注期。酸中毒、低体温、高血钾或低血钾及血流动力学的剧烈变化等因素会导致心肌电活动异常，对起搏器的功能产生很大影响，起搏器不能及时夺获，迅速实施便捷有效的经膈肌下人工心脏复苏可起到积极作用。

病例点评

心血管并发症是肝移植患者围术期的主要并发症和死亡原因，肝移植手术麻醉管理的中心环节是维持稳定的血流动力学，保护重要器官功能，保持血气、酸碱、电解质等内环境稳定，减少危及生命的不良心血管事件的发生。围术期应根据肝硬化患者心血管系统高动力循环、潜在肝硬化性心肌病（存在

心脏结构、功能、起搏和传导系统电生理异常)、自主神经系统受损的程度、心血管对应激反应的调节能力、无肝脏状态时心血管的代偿能力，以及供肝的大小和质量、冷缺血和热缺血时间、灌注液的种类等因素，预测新肝再灌注时对心血管功能的影响程度，综合评估发生严重心血管事件的风险。

对高危患者，要评估术中发生危及生命的严重心律失常的风险，通过采取合理容量治疗、应用血管活性药物、调整内环境、调控供肝血流开放的顺序和速度等措施，以减少再灌注综合征，甚至心脏搏动骤停的发生。必要时积极预防性使用心脏临时起搏器，有心脏搏动骤停趋势时尽快实施经膈肌心脏复苏。

参考文献

1. CARVALHO M V H，KROLL P C，KROLL R T M. Cirrhotic cardiomyopathy：the liver affects the heart[J].Braz J Med Biol Res，2019，52（2）：e7809.
2. KOBAYASHI T，SATO Y，YAMAMOTO S，et al.Temporary cardiac pacing for fatal arrhythmia in living-donor liver transplantation：three case reports[J]. Transplat Proc，2008，40（8）：2818-2820.
3. NISLI K，ONER N，YAREN A，et al.Transient complete atrioventricular block during liver transplantation[J]. Pediatr Transplant，2009，13（2）：255-258.
4. 池萍，曹英浩，郭晓冬，等 . 肝移植术中安置心脏临时起搏器的临床观察 [J]. 临床麻醉学杂志，2014，30（2）：192-194.
5. 王鑫，卢实春，王孟龙，等 .500 例肝移植术后近期各种心律失常的原因及诊治 [J]. 中华肝胆外科杂志，2012，18（7）：532-534.
6. LIU H，JAYAKUMAR S，TRABOULSI M，et al. Cirrhotic cardiomyopathy：implications for liver transplantation[J]. Liver Transpl，2017，23（6）：826-835.
7. MOGUILEVITCH M，RUFINO M，LEFF J，et al. Novel approach for heart failure treatment after liver transplantation[J]. Liver Transpl，2015，21（8）：1103-1104.

（池　萍）

病例7 昏迷患者肝移植术中脑功能的评估

病历摘要

【基本信息】

患者，男，47岁，体重75 kg，因“乙肝，意识不清1周，肝功能衰竭”入院。否认心血管、中枢神经系统疾病史。

【体格检查】

体温37.5 ℃，血压132/76 mmHg，意识不清，呼吸机通气，皮肤、巩膜重度黄染。双侧球结膜水肿，瞳孔等大等圆，光反射（+），压眶反射（–）。双肺呼吸音粗，心率100次/分，心律齐。右下腹置腹腔引流管1根，引流液为淡黄色腹腔积液。踝阵挛（–）。

【辅助检查】

化验检查：HGB 102 g/L，PLT 60 × 10^9/L，WBC 9.46 × 10^9/L，PT 44.8 s，PTA 17%，FIB 0.73 g/L，ALT 145.4 U/L，AST 1189 U/L，ALB 31.6 g/L，TBIL 444.2 μmol/L，Cr 58.5 μmol/L，K^+ 4.5 mmol/L，Na^+ 153.3 mmol/L，NH_3 326.0 μg/dL，MELD指数31，Child-Pugh评分14分，肝功能C级。

胸片：双肺炎症不除外，双侧少量胸腔积液。

超声心动图：射血分数70%，心包积液少量，二、三尖瓣少量反流。

【诊断】

慢性乙型病毒性肝炎，慢加亚急性肝衰竭、腹腔积液、腹腔感染，肝性脑病Ⅳ期。

【治疗】

（1）实施手术名称：同种异体原位肝移植手术（经典原位）。

（2）麻醉管理

1）麻醉过程：患者意识不清，入室已气管插管。常规监测心电图、血氧饱和度、BIS，桡动脉置管测压，右锁骨下静脉及颈外静脉置管。采用静脉全麻，泵注舒芬太尼、丙泊酚及罗库溴铵维持麻醉，BIS 监测调节丙泊酚用量。使用加温床垫、输血加温仪、热风毯等维持体温，检测血气、电解质及血糖等指标，根据血栓弹性图等凝血功能检测结果选择需要使用的血制品和凝血因子，根据出血量、尿量以及凝血功能补充晶体和胶体溶液、血浆、红细胞、白蛋白等进行容量治疗。持续泵注特利加压素、乌司他丁，酌情泵注去甲肾上腺素、多巴胺，必要时单次静脉滴注去甲肾上腺素、肾上腺素、艾司洛尔等心血管活性药物，术中循环及内环境基本稳定。手术历时 9 小时 54 分钟，无肝期 73 分钟，术中补充血浆 2000 mL、红细胞 1000 mL、血小板 1 个单位，出血量 1300 mL，尿量 1275 mL。

2）脑电图和脑电地形图监测：连续监测 BIS 和脑电图（electroence-phalogram，EEG），入室 BIS 值为 20 ～ 35，持续输注等量舒芬太尼及罗库溴铵，无肝前期丙泊酚输注量为 80 mg/h 左右，BIS 值为 4 ～ 15；无肝期丙泊酚用量为 30 ～ 50 mg/h，BIS 值多为 0，最高为 8；新肝期丙泊酚用量逐渐达

150 mg/h 左右，BIS 值逐渐升高维持在 15 ～ 50。EEG 监测，按国际 10 ～ 20 系统电极法放置 19 个电极，包括前额极（Fp1、Fp2）、额极（F3、F4）、中央极（C3、C4）、顶极（P3、P4）、枕极（O1、O2）、颞前极（F7、F8）、颞中极（T3、T4）及颞后极（T5、T6），行脑电的波幅、频率、节律、地形图及频谱等分析。脑电波以慢波 δ 及 θ 在各脑区广泛性增加，功率增高，未见爆发抑制；不同脑区各频带功率变化不一致，双侧脑功能区的脑电功率值变化不对称（图 7-1）。

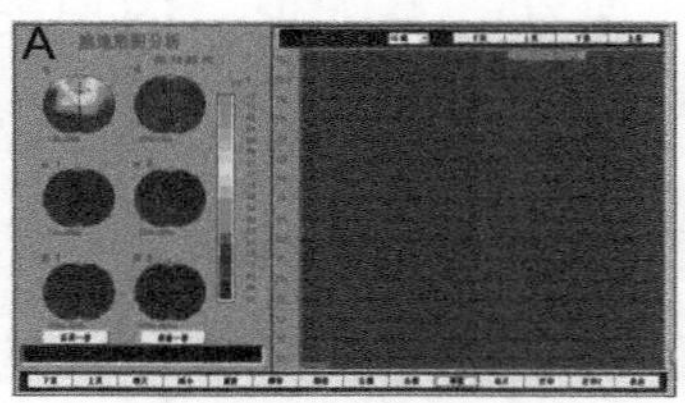

① δ 波双额中央区功率增加
② θ 波 枕区
③ α、β 波低功率
④ 麻醉前 BIS：20~30

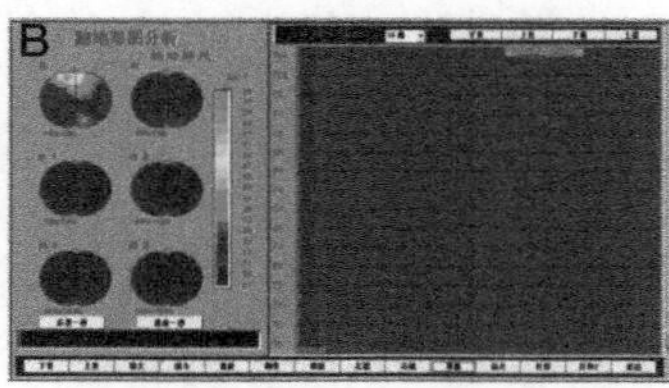

① δ 波双额、中央区功率增加
② θ 波功率下降
③ α、β 波低功率

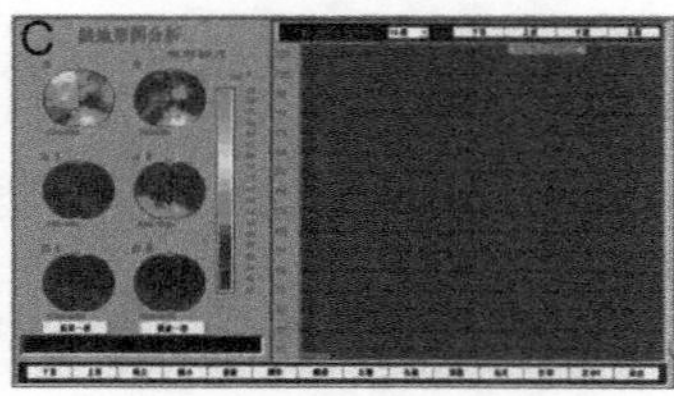

① δ、θ 波弥漫增加
② $α_2$ 波功率增加，分布正常
③ $β_1$ 波功率略增加

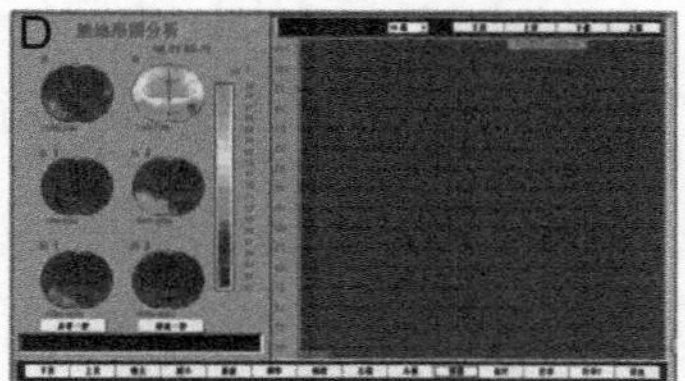

① θ 波双侧，额、中央、顶、前中颞，广泛功率增加
② δ 波功率下降
③ $α_2$ 波功率增加
④ $β_1$ 波功率增加

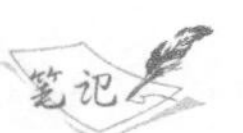

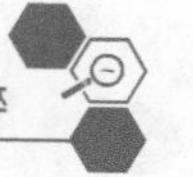

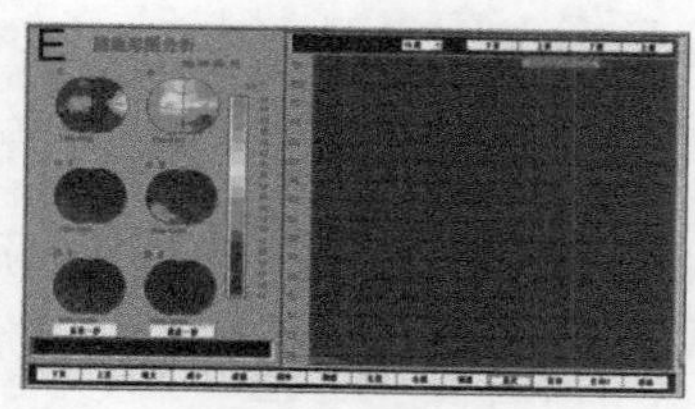

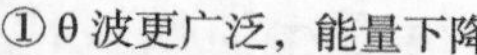

① θ 波更广泛，能量下降
② δ 波能量增加
③ α_2、β_1 波出现左枕部

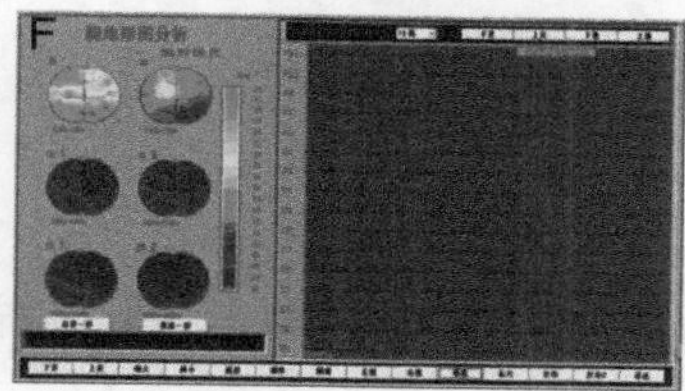

① δ 波功率增加
② θ 波功率下降
③ α_1、α_2 波左侧枕
④ β_1 波左枕

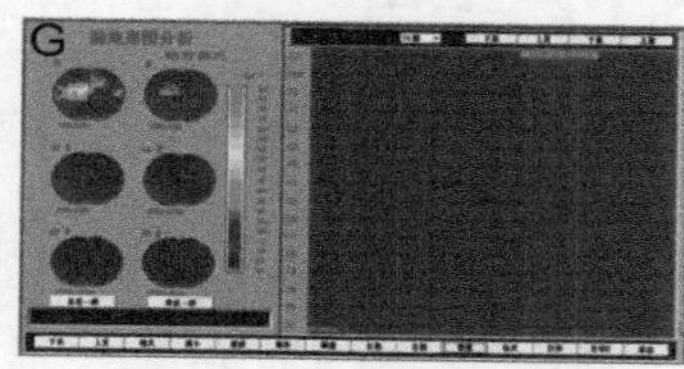

① δ、θ 波功率下降
② β 波功率变低

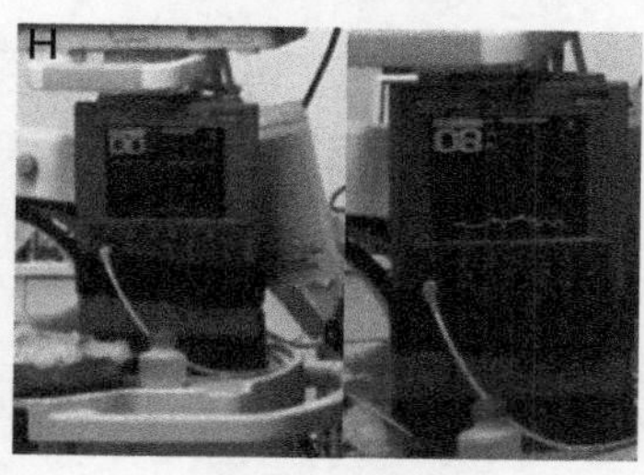

①无肝期 BIS=8
②无肝期 BIS=0

A. 麻醉前；B. 诱导后；C. 手术 60 分钟；D. 无肝期 30 分钟；E. 新肝期 5 分钟；F. 新肝期 60 分钟；G. 手术结束；H. 术中 BIS。

图 7-1　脑电图、脑电地形图及 BIS 的变化

3）预后：患者术后第 3 天意识渐清醒，但术后 6 天因感染性休克及急性肾衰竭而死亡。

病例分析

1. 脑功能监测和评估

肝移植患者由于术前肝性脑病、术中大量出血、无肝期和

新肝再灌注期门腔静脉的阻断和开放致血流动力学波动，移植肝及肠道缺血再灌注损伤，代谢产物、炎性介质、酸中毒等内环境急剧变化，造成脑血流灌注和氧代谢失衡、脑水肿及颅内高压等。采取有效的脑功能监测、评估和保护措施，对改善预后有重要意义，特别是对术前昏迷的患者。

2. 常用脑功能监测技术

（1）脑电活动监测：有 BIS、EEG、短潜伏期体感诱发电位等。BIS 是在功率谱、频谱的基础上综合为单一变量的监测技术，作为量化麻醉深度的指标，其临床应用最为广泛。数字化 EEG 为脑功能监测注入了全新的观念，无线蓝牙技术使得术中监测更为便捷。脑电功率谱反映脑电节律的分布和变化，定量左右半球相应部位的功率变化；脑电地形图可直观利用彩色平面和左右侧位图形，定量不同脑区的功能状态，定位不同的脑功能区域。

（2）脑血流和脑代谢监测：经颅多普勒超声、脑氧饱和度、脑氧代谢率等可评估脑血管、血流及代谢状态。

（3）颅内压（intracranial pressure，ICP）监测：分为有创和无创 ICP 测定，经颅多普勒超声测量脑血流速度，可间接测定无创 ICP，提高对 ICP 和脑灌注压的预测能力。

（4）影像学：静息态功能磁共振成像（resting state functional MRI，rs-fMRI），因具有较高的时空分辨率而备受瞩目，能揭示脑结构和功能变化的神经机制，有望成为评估肝移植效能的生物标志物。

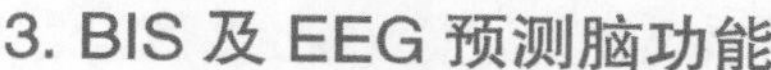

3. BIS 及 EEG 预测脑功能

BIS 反映大脑皮质的功能状态，指导麻醉用药，防止术中知晓及过深麻醉，预防脑损伤，符合加速康复外科的理念。研究表明，BIS 值与格拉斯哥昏迷评分相关，与昏迷患者精神状态负相关。肝性脑病患者 EEG 有明显的慢波存在，EEG 平均主频率（mean dominant frequency，MDF）及终末期肝病模型（model for end-stage liver disease，MELD）评分都是病死率的独立预测因子，但基于 EEG 基础的肝性脑病指数 MELD-EEG（0.087 × MELD-0.306 × MDF）比 MDF 及 MELD 有更高的准确性用来预测肝性脑病的严重程度。对心脏骤停复苏后全脑缺血的研究显示，BIS ＜ 10 和 BIS ＞ 20，其病死率分别为 91% 和 36%，其中神经系统原因分别占 82% 及 12%。BIS ＜ 15 与脑电爆发抑制的特异性和敏感度并不是 100%。右美托咪定镇静可产生与无意识患者同样深慢的脑电状态，但前者很容易被从镇静状态而不是无意识状态中唤醒。此外，氯胺酮等不同静脉及吸入麻醉药在达到相同 BIS 水平时，其脑电频谱及功率谱变化并不一致。如何提高 BIS 数值来源的原始 EEG 在评估预后和治疗方面的作用还需进一步探讨。

4. 术中 BIS 指导用药及 EEG 变化的特点

本院既往研究显示，维持同等程度 BIS，无肝期丙泊酚用量较无肝前期减少 53.9%。患者入室 BIS 值为 20 ～ 35，其昏迷程度与深度麻醉状态相似。无肝前期丙泊酚输注量为 80 mg/h 左右，BIS 值为 4 ～ 15，无肝期丙泊酚输注量为 30 ～ 50 mg/h，BIS 值多为 0，BIS 在昏迷加麻醉状态下很低，表明无肝脏状

态下药物蓄积、循环波动、低体温等因素导致大脑电活动抑制。新肝期 BIS 逐渐升高，丙泊酚用量逐渐增加，BIS 值维持在 15 ～ 50，说明移植新肝开始发挥作用，脑电活动开始活跃，提示 BIS 可作为预测移植新肝质量的指标。同步脑电监测显示各波段的功率显著不同，在 BIS 值为 0 的无肝期未见爆发抑制，脑电波以慢波 δ 及 θ 波在各脑区广泛性增加，功率增高；不同脑区脑电各频带功率变化不一致，双侧脑功能区的脑电功率值变化不对称。可见，虽然 BIS 方便临床应用，但因其监测脑前额部分区域电活动，并不能代替原始脑电图对大脑电活动广泛区域的监测。

病例点评

对肝移植患者，特别是术前出现脑病昏迷者，采取有效的脑功能监测、评估及保护措施，对手术成功及提高患者生存质量有重要意义。脑电活动是脑功能的基础，尽管 BIS 被广泛应用，但在 BIS 值很低甚至为“0”等特殊情况下，是否存在脑电爆发抑制或其他情况，需要同时行标准脑电图检查，从波形、频谱、功率谱及不同脑区的网络连接等方面全面分析，将会提高对麻醉与脑功能的认识。脑电图存在个体变异性，与认知储备和脑完整性相关，术中脑电 BIS 个体变异如何预测临床结果，需要深入研究。

不同麻醉药作用不同的分子靶点和神经环路，产生药物特异性脑电图，麻醉医生识别未处理的脑电图及频谱，解释不同药物麻醉镇静状态下的脑状态，是麻醉领域的新理念。

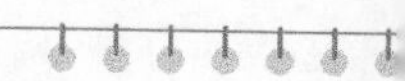

参考文献

1. LI C，JIN H，YUAN Q，et al. Clinical analysis of neurological complications following liver transplantation[J]. Biomedical Research，2017，28（6）：2471-2474.

2. BAKKER A，ALBERT M S，KRAUSS G，et al. Response of the medial temporal lobe network in amnestic mild cognitive impairment to therapeutic intervention assessed by fMRI and memory task performance[J]. Neuroimage Clin，2015，7（6）：688-698.

3. DOU L，GAO H M，LU L，et al. Bispectral index in predicting the prognosis of patients with coma in intensive care unit[J]. World J Emerg Med，2014，5（1）：53-56.

4. MONTAGNESE S，DE RUI M，SCHIFF S，et al. Prognostic benefit of the addition of a quantitative index of hepatic encephalopathy to the MELD score：the MELD-EEG[J]. Liver Int，2015，35（1）：58-64.

5. HAESEN J，EERTMANS W，GENBRUGGE C，et al. The validation of simplified EEG derived from the bispectral index monitor in post-cardiac arrest patients[J]. Resuscitation，2018，126：179-184.

6. HAJAT Z，AHMAD N，ANDRZEJOWSKI J，et al.The role and limitations of EEG-based depth of anaesthesia monitoring in theatres and intensive care[J]. Anaesthesia，2017，72（Suppl 1）：38-47.

7. 池萍，曹英浩，郭晓东，等 . BIS 监测下肝移植手术中丙泊酚用量的变化 [J]. 临床麻醉学杂志，2011，27（4）：331-332.

8. PURDON P L，SAMPSON A，PAVONE K J，et al. Clinical Electroencephalography for Anesthesiologists：Part I：Background and Basic Signatures[J]. Anesthesiology，2015，123（4）：937-960.

9. HERNAIZ A C，TANNER J J，WIGGINS M E，et al. Proof of principle：preoperative cognitive reserve and brain integrity predicts intra-individual variability in processed EEG（bispectral index monitor）during general anesthesia[J]. PLoS One，2019，14（5）：e0216209.

（池　萍）

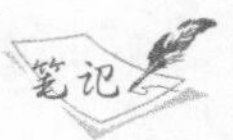

病例 8　肝移植术毕心包填塞

病历摘要

【基本信息】

患者，男，52 岁，有乙肝病史，因“乏力半年，发现肝占位 50 天”入院。入院前 3 天患者诉腹胀、乏力加重，伴皮肤、巩膜重度黄染，行腹腔穿刺抽出暗红色不凝血，考虑肝癌破裂出血，拟行肝移植手术。患者自发病以来，无发热，无明显恶心、呕吐，大便正常，小便量少。

【体格检查】

患者神志弱，生命体征平稳，皮肤、巩膜重度黄染，肝掌（+），前胸部可见蜘蛛痣，双下肺呼吸音低，心律齐，未闻及心脏杂音，腹膨隆，未见胃肠型蠕动波。全腹无压痛、反跳痛，肠鸣音弱，移动性浊音（+），双下肢无水肿，神经系统（–）。

【辅助检查】

化验检查：WBC 9.24×10^9/L，N% 81.2%，HGB 68 g/L，PLT 124×10^9/L，PT 22.6 s，PTA 33%，INR 1.82，ALT 236.5 U/L，AST 423.4 U/L，TBIL 546.4 μmol/L，ALB 32.3 g/L，Cr 172.8 μmol/L，Na^+ 127.9 mmol/L，K^+ 4.8 mmol/L，NH_3 206 μg/dL，AFP ＞ 35 350 ng/mL。

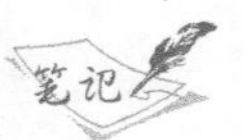

超声心动图：射血分数 53%，左室后壁运动幅度减低，心

包积液（心包与左室后壁可见 12 mm 液性暗区，与左室侧壁间可见 11 mm 液性暗区），二、三尖瓣反流（少量）。

心电图：窦性心律，边缘心电图。

胸部 CT：左下肺陈旧病灶，两下肺膨胀不全伴左侧中等量胸腔积液，左侧甲状腺肿大伴钙化。

肺功能：通气功能中度减退，限制性通气功能障碍，通气储量百分比不佳。

MRI：肝脏弥漫性分布富血供结节病变伴门静脉血栓，考虑符合多灶肝癌表现，肝硬化，少量胸腔积液、中等量腹腔积液。门静脉主干附壁血栓形成。

【诊断】

原发性肝癌（$T_3N_0M_0$ⅢA），肝癌破裂出血，乙型肝炎肝硬化失代偿期，门脉高压症，脾大，脾功能亢进，门静脉血栓，腹腔积液，胸腔积液，心包积液，胆囊多发结石，甲状腺功能亢进，左侧肾囊肿。

【治疗】

（1）实施手术名称：同种异体原位肝移植术。

（2）麻醉管理：患者入室血压 109/65 mmHg，心率 90 次 / 分，SpO_2 为 87%，给予面罩吸氧常规监测，开放上肢外周静脉通路，局麻下行左侧桡动脉穿刺置管。于左侧超声定位胸腔穿刺，抽吸胸腔积液为血性，与术前放腹腔积液之性状相同，抽吸胸腔积液约 360 mL。咪达唑仑、丙泊酚、罗库溴铵、舒芬太尼麻醉诱导，气管插管，机械通气，吸入空气、氧气混合气体，调节呼吸参数，维持氧合指数逐渐大于 300。术中持续泵入丙泊酚、舒芬太尼、罗库溴铵及吸入七氟醚维持

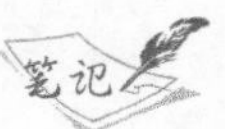

麻醉。右颈内静脉穿刺置肺动脉导管顺利，连接心排量监测仪（Vigilance Ⅱ）连续测定 CVP、PASP/PADP、CO、CI、SVRI 和 PVRI、RVEF 及混合静脉血氧饱和度等。监测体温、血气、电解质及通过血栓弹力图仪监测围术期凝血功能的变化。给予容量治疗辅助血管活性药物维持循环，无肝期及新肝初期血流动力学基本平稳。应用乌司他丁、甲泼尼龙、前列地尔、特利加压素、甘露醇等保护器官功能，纠正血气、电解质、酸碱等内环境紊乱，输入血浆、血小板等改善凝血功能，术中用暖风机控制体温保持正常。术中胆道重建时期，患者发生右侧自发性气胸，并影响循环稳定，行右侧胸腔闭式引流，气体引出，生命体征平稳。术中共输入液体 10 535 mL，其中晶体液 2210 mL，胶体液 1000 mL，白蛋白 110 g，悬浮红细胞 3600 mL，血浆 1600 mL，血小板 400 mL，出血量 5000 mL，尿量 1300 mL，放血性腹腔积液 7000 mL，术毕带回液体共 800 mL，保留气管导管返回 ICU。

与 ICU 交接过程中，患者心率升至 130 ～ 140 次 / 分，血压降低至 70 ～ 78/50 ～ 60 mmHg，脉压差降低，CVP 由 12 mmHg 迅速上升到 20 mmHg，调节静脉泵注多巴胺、去甲肾上腺素、多巴酚丁胺的剂量，静脉滴注毛花苷 C、呋塞米，血流动力学无明显改善，血气分析示二氧化碳潴留，电解质正常。结合术前患者有心包积液，考虑有心包压塞可能性，立即行床边心脏彩超，心包内探及大量液性暗区，提示大量心包积液，B 超下行心包腔穿刺，抽出血性液体 50 mL 时，患者生命体征有所改善，放置引流管，持续引流出约 500 mL 心包积液，性质同胸腔积液、腹腔积液相似。患者心率降至

100 ～ 125 次 / 分，血压高至 100 ～ 110/60 ～ 70 mmHg，循环逐渐稳定。术后第 2 天心包积液引流量少，拔出引流管，患者生命体征平稳，继续接受治疗，痊愈出院。

病例分析

正常心包腔内含有液体 10 ～ 30 mL，当含液量超过 50 mL 时即可诊断为心包积液。心包积液与急性心包炎、心力衰竭、心肌梗死后综合征、肝硬化、肿瘤、肾脏疾病、甲状腺功能减退、外伤、心脏手术、炎症、人类免疫缺陷病毒（human immunodeficiency virus，HIV）感染、结缔组织病、深静脉置管输注营养、放射治疗及药物（如肼屈嗪、异烟肼、米诺地尔、普鲁卡因）等多种因素有关。当心包积液的量与形成速度超过心包扩张代偿能力，导致心包腔限制心脏舒张期充盈，患者出现窦性心动过速、呼吸困难、中心静脉压升高、血压下降、奇脉等症状体征时，即可诊断为心包压塞。

晚期肝硬化患者因门静脉高压常有门体侧支循环开放、脾大、腹腔积液形成，其中有部分患者合并肝性胸腔积液，合并心包积液也不少见，但合并大量心包积液临床上报道较少。肝性胸腔积液的发病机制可能与以下因素有关。①门静脉高压：肝硬化形成门静脉高压，侧支循环形成，此时奇静脉和半奇静脉压力升高，可因淋巴淤滞、淋巴液外溢而产生胸腔积液。②低蛋白血症：肝硬化患者由于蛋白合成功能减退、营养不良造成低蛋白血症，血浆胶体渗透压降低，产生腹腔积液，大量腹腔积液致腹压升高，横膈腱索缺损、破裂，大量腹腔积液进入胸腔产生胸腔积液。③横膈通透性改变：包括横膈裂孔的形

成，这可能是多数患者出现肝性胸腔积液的重要发生机制，形成肝硬化腹腔积液时，腹腔内压升高，横膈腱索部的胶原囊分开，覆盖在膈肌表面的浆膜变薄、外翻，形成小泡，一旦小泡破裂，腹内压就可以驱动腹腔积液进入处于负压的胸腔，形成胸腔积液。有研究发现肝硬化合并大量心包积液患者，如未出现心包压塞症状，治疗上主要采取保肝、利尿、补充白蛋白等，随着患者肝功能逐渐改善，腹腔积液量减少的同时患者心包积液也逐渐吸收好转。在临床上心包积液往往随着腹腔积液的消退而改善，从而推测心包积液的发生可能与低蛋白血症，静脉回流受阻，肝淋巴流量增加及淋巴管扩张、淤积、破裂，淋巴液外溢，心力衰竭，心包受损多种因素有关，其发生的确切原因尚无定论。国外有学者报道过 1 例患有慢性丙型肝炎和肝硬化的 41 岁男性患者出现大量心包积液及心包填塞，持续引流出大约 9 L 心包积液，随后该研究者用放射性核素扫描证实腹膜腔和心包腔之间存在直接联系并形成心包窗，并推测肝性心包积液可能与肝性胸腔积液发生机制相似。

肝移植术后发生急性心包压塞的常见原因包括凝血障碍、腔静脉吻合过高伤及心房，以及中线切口上限过高伤及心包。结合此病例，该患者术前已经合并大量腹腔积液、胸腔积液及心包积液，量约 200 mL，因此以上 3 种原因可能性较小。术前患者存在大量血性腹腔积液，入室后因氧合差，不能平躺，抽出血性胸腔积液 360 mL，性质同腹腔积液相似。另外，心包积液性质和胸腔积液、腹腔积液性质也相似，因此认为该患者心包引流液与胸腔积液同为肝源性，术中因心包窗机制、低蛋白血症、凝血功能低下、膈肌下手术操作及炎性反应等因

素，致使心包积液量迅速增多，在术后交接时体位大幅度变动后发生心包压塞。

病例点评

该病例报道实属少见，由于肝硬化导致食管胃底静脉曲张及床旁可用设备和技术所限，经胸心脏超声或经食管超声心动图（transesophageal echocardiography，TEE）检查并没有在该例患者中使用，入室后及离室前未对患者心包积液量进行评估及早期采取有效诊疗措施。

心脏超声检查是诊断心包积液最简单、最有效的方法，尤其对术前合并大量腹腔积液、胸腔积液及心包积液的患者要高度警惕，动态评估至关重要。

参考文献

1. GOH A C，LUNDSTROM R J. Spontaneous coronary artery dissection with cardiac tamponade[J].Tex Heart Inst J，2015，42（5）：479-482.
2. ALSMADY M M，ALADAILEH M A，AL-ZABEN K，et al. Chylopericadium presenting as cardiac tamponade secondary to mediastinal lymphangioma[J]. Ann R Coll Surg Engl，2016，98（8）：e154-e156.
3. SÁNCHEZ-ENRIQUE C，NUÑEZ-GIL I J，VIANA-TEJEDOR A，et al. Cause and long-term outcome of cardiac tamponade[J]. Am J Cardiol，2016，117（4）：664-669.
4. CHEUNG T K，TAM W，BARTHOLMEUSZ D，et al. Hepatic hydropericardium[J]. J Gastroenterol Hepatol，2004，19（1）：109-112.
5. 徐晓文，丁萍，王文统，等 . 心包积液的超声显像研究 [J]. 中国超声医学杂志，2013，23（10）：771-773.

（吕文斐　池　萍）

病例 9　肝移植术中高血钾的处理

病历摘要

【基本信息】

患者，女，57 岁，163 cm，56 kg，主因“食欲缺乏 2 个月，双下肢水肿 40 天，乏力 1 周”入院。

【体格检查】

神志清，精神差，面色晦暗，贫血貌，皮肤、巩膜中度黄染，颈前可见蜘蛛痣，心律齐，双肺呼吸音粗，未闻及啰音。腹部膨隆，移动性浊音（+），双下肢重度水肿。

【辅助检查】

全血细胞分析：HGB 85.0 g/L，PLT 14.0×10^9/L。凝血项：PTA 24.0%。

【诊断】

乙型肝炎肝硬化失代偿型，慢性肝衰竭，腹腔积液。

【治疗】

（1）实施手术名称：同种异体原位肝移植术。

（2）麻醉管理

1）麻醉及监测：患者入手术室后给予面罩吸氧，局麻下行桡动脉置管测压，开放上肢外周静脉，常规麻醉诱导进行气管插管，机控呼吸，行锁骨下静脉及颈内穿刺，放置肺动脉漂浮导管。麻醉维持：术中采用微量泵持续静脉泵入丙泊酚、顺

苯磺酸阿曲库铵、舒芬太尼，根据手术情况调节剂量，维持合适的麻醉深度。常规监测心电图、有创动脉压、血氧饱和度、二氧化碳分压、气道压、尿量、中心静脉压、肺动脉压及肺动脉楔压、心排血量、血气电解质分析，同时通过血栓弹力图仪监测围术期凝血功能的变化。术中静脉输入醋酸钠林格液、白蛋白，术中持续输注乌司他丁，从无肝期至术后持续输入前列腺素 E，根据血气补充红细胞，根据血栓弹力图仪检测结果输入纤维蛋白原、新鲜冰冻血浆及血小板。无肝期持续输注多巴胺及去甲肾上腺素。根据血气结果输注碳酸氢钠、氯化钙，术中用暖风机控制体温在正常范围内。

2）肝移植手术术中特殊情况：患者行背驮式同种异体原位肝移植术，供肝为缺血肝脏，冷缺血期用 UW 液灌洗并保存，热缺血时间 3 分钟，冷缺血时间 260 分钟。手术分无肝前期、无肝期和新肝期。手术历时 370 分钟，无肝期 90 分钟，整个吻合过程中经门静脉持续灌注冰冻白蛋白以保持供肝低温及排出供肝中存留的 UW 液，灌注白蛋白量约 1200 mL。开放门静脉后患者突然出现心脏搏动骤停，急测血中钾离子浓度 7.0 mmol/L，钙离子浓度 0.88 mmol/L，静脉注射氯化钙 10 mL，分次静脉滴注肾上腺素 0.8 mg，辅以膈肌下心脏按压，30 s 后恢复窦性心律，心率 70 次 / 分。

病例分析

1. 肝移植患者高钾血症的原因

高钾血症是原位肝移植手术中常见的并发症，而新肝再灌

注即刻血钾可高达 7 ～ 8 mmol/L，尤其在患者肾功能不全的情况下临床表现更凶险，可导致严重的心律失常，甚至发生心脏搏动骤停。因此，防治再灌注后高钾血症对于肝移植麻醉管理尤为重要。

新肝再灌注后即刻血钾急剧升高，新肝内的高钾灌注液是导致血钾升高的主要原因。尽管开放后血钾浓度很快恢复正常，但是这种短暂而严重的高钾血症可能导致显著的低血压和心动过缓，甚至心脏搏动骤停，即所谓的再灌注后综合征。

2. 高钾血症的治疗方法

（1）钙制剂：轻度高钾血症时，膜内外 K^+ 的浓度比降低，静息电位负值减少，胞膜部分去极化；严重高钾血症时，细胞膜持续去极化，使膜上的 Na^+ 通道失活，膜兴奋性反而降低。葡萄糖酸钙或氯化钙可使阈电位绝对值变小，膜静息电位与阈电位差值接近正常，细胞兴奋性恢复正常。临床上钙剂可快速缓解患者的症状。

（2）胰岛素和葡萄糖：胰岛素通过结合胰岛素受体，激活细胞膜上的 Na^+-K^+ 泵，细胞外的 K^+ 被转运入细胞内，血清 K^+ 浓度下降。同时，胰岛素可通过葡萄糖转运蛋白，将葡萄糖转运至细胞内，从而降低血糖。胰岛素适用于各种类型的高钾血症，尤其是晚期肾病患者。

（3）碳酸氢钠：碳酸氢钠可升高机体的 pH 值，纠正酸中毒，使细胞内的 H^+ 转移到细胞外，通过 H^+-K^+ 交换体将细胞外的 K^+ 转移至细胞内，从而降低血钾浓度。临床上一般用于合并代谢性酸中毒的患者。

（4）β_2 受体激动剂：β_2 受体激动剂主要通过结合 β_2 肾上

腺素受体而激活腺苷酸环化酶，催化生成环磷腺苷，介导激活蛋白激酶 A，引发的系列信号转变激活细胞膜上的 Na^+-K^+ 泵，促进细胞外的 K^+ 进入细胞内，从而降低血钾浓度。此外，β_2 受体激动剂还可以促进胰岛素释放，增强对高钾血症的疗效。

（5）利尿药：袢利尿药能选择性阻断髓袢升支粗段上的 Na^+-K^+-2 Cl^- 转运体，从而抑制氯化钠及 K^+ 的重吸收；而输送到远曲小管和集合管的 Na^+ 增加，又促使 Na^+、K^+ 交换增加，从而使 K^+ 的排泄进一步增加。临床上适用于肾功能正常或肾功能轻度损伤患者。

（6）血液透析：血液透析是治疗急性高钾血症最快、最有效的方法。透析通过其生物物理机制，完成对溶质及水的清除和转运，其基本原理是通过弥散、对流及吸附，清除血液中各种内源性和外源性“毒素”。通过超滤和渗透清除体内潴留的水分，同时纠正电解质和酸碱失衡。

（7）Na^+ 交换树脂：口服 Na^+ 交换树脂后，在胃部酸性环境中，Na^+ 被 H^+ 取代成为氢型树脂。氢型树脂与肠道中的 K^+、铵离子（NH_4^+）等进行交换，体内过多的 K^+ 被除去，并随大便排出体外。临床上主要将其用于与创伤相关和简陋条件下的急性治疗，以及对于透析依赖患者无法及时得到透析治疗时的预防措施。

病例点评

本例患者门静脉开放前 15 分钟钾离子浓度为 4.7 mmol/L，门静脉开放后立即升到 7.0 mmol/L，在开放后 15 分钟即降到 3.9 mmol/L。可见在肝移植术中，高血钾常发生在新肝期开始

后的瞬间。高钾血症的预防很重要，在无肝期末再灌注前预防性补充最佳的血容量，调节酸碱和电解质平衡，维持可耐受的低血钾状态（3.0 mmol/L）直到新肝期，除非发生了相关的心律失常。开放肝上下腔静脉前，必须用人体白蛋白溶液（1000～1500 mL）冲洗出移植肝脏中的保存液、空气和碎屑，并用适量的门静脉血冲洗肝脏后再缓慢开放下腔静脉。要特别关注供肝冲洗液中高钾浓度与急性高钾血症相关，其可增加再灌注后心脏搏动骤停的风险。高钾血症一般持续时间较短，处理得当几分钟就可恢复，发生心脏搏动骤停时处理的关键是持续膈肌下心脏辅助按压，保证舒张压大于 60 mmHg，才能够产生足够的心排血量和冠状动脉灌注压。

多学科的良好配合，麻醉科娴熟的患者管理能力及手术人员的稳健又不失迅速的手术技巧至关重要。

参考文献

1. KOVESDY C P. Management of hyperkalaemia in chronic kidney disease[J]. Nat Rev Nephrol，2014，10（11）：653-662.
2. LEHNHARDT A，KEMPER M J. Pathogenesis，diagnosis and management of hyperkalemia[J]. Pediatr Nephrol，2011，26（3）：377-384.
3. KOVESDY C P. Management of hyperkalemia：an update for the internist[J]. Am J Med，2015，128（12）：1281-1287.
4. HO K. A critically swift response：insulin-stimulated potassium and glucose transport in skeletal muscle[J]. Clin J Am Soc Nephrol，2011，6（7）：1513-1516.
5. STERNS R H，GRIEFF M，BERNSTEIN P L. Treatment of hyperkalemia：something old，something new[J]. Kidney Int，2016，89（3）：546-554.
6. ZHANG L，TIAN M，WEI L，et al. Expanded criteria donor-related hyperkalemia and postreperfusion cardiac arrest during liver transplantation：a case report and literature review[J]. Ann Transplant，2018，23：450-456.

（曹英浩　池　萍）

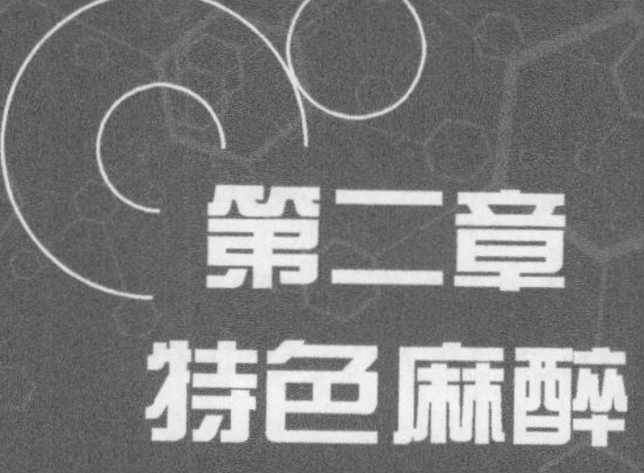

第二章 特色麻醉

病例 10 HELLP 综合征患者剖宫产手术的麻醉

病历摘要

【基本信息】

患者，女，32 岁，因“停经 6 月余伴乙肝病毒表面抗原阳性，头痛伴恶心、呕吐 10 天，视物模糊 7 天”急诊入院。既往否认高血压、糖尿病、心脏病病史，未规律产前检查。

【体格检查】

体温 37 ℃，血压 256/152 mmHg，心率 130 次 / 分，呼吸

频率 24 次 / 分，神志清楚，精神萎靡，视物模糊，球结膜水肿，全身水肿，双肺呼吸音粗。

【辅助检查】

急查血常规：PLT 61 × 10^9/L，余正常。

尿常规：PRO（++）。

心脏彩超：左心室壁增厚，左心室顺应性下降，主动脉瓣少量反流，二尖瓣少量反流。

【诊断】

G3P1，G26^{+4} W，子痫前期重度；HELLP 综合征；HBV 携带。

【治疗】

（1）实施手术名称：剖宫取胎术。

（2）麻醉管理：由于患者凝血机制异常，血小板减少，属椎管内麻醉禁忌；局部麻醉效果不完善，机体应激致循环剧烈波动，故首选气管插管全身麻醉。此例患者术前已知胎儿为死胎，故麻醉诱导可以用镇静镇痛药物。充分给氧去氮，咪达唑仑、舒芬太尼、丙泊酚、罗库溴铵麻醉诱导，气管插管顺利。持续泵入丙泊酚、舒芬太尼，维持麻醉深度，血压维持在 130 ～ 150/85 ～ 100 mmHg，心率维持在 80 ～ 100 次 / 分。监测 BIS，合理用药，控制麻醉深度，合理使用血管活性药物，避免血压过高与过低。TEG 检测患者凝血功能，合理容量管理，结合术中出血情况，合理容量治疗。因患者子宫中置入水囊，出血情况还有待观察，故术毕带气管插管安全返回 ICU 继续观察。

病例分析

1.HELLP 综合征定义

HELLP 综合征是以溶血、肝酶升高和血小板减少为特点的一类临床综合征，是妊娠高血压疾病的严重并发症，疾病发生率及病死率均较高。

2. 病因与发病机制

主要病理改变与妊娠期高血压疾病相同，如血管痉挛、血管内皮损伤、血小板聚集与消耗、纤维蛋白沉积和终末器官缺血等，但发展为 HELLP 综合征的启动机制尚不清楚，可能与自身免疫机制有关。研究表明，本例患者血中补体被激活，过敏毒素、C3a、C5a 及终末 C5b-9 补体复合物水平升高，可刺激巨噬细胞、白细胞及血小板合成血管活性物质，使血管痉挛性收缩，内皮细胞损伤引起血小板聚集、消耗，导致血小板减少、溶血及肝酶升高。

3. 诊断

目前 HELLP 综合征的诊断主要参照美国田纳西大学制定的实验室标准。①溶血：外周血涂片见变形、破碎红细胞，TBIL ≥ 20.5 μmol/L，乳酸脱氢酶（LDH）> 600 U/L。②肝酶升高：ALT、AST ≥ 70 U/L 和 LDH 升高。③血小板减少：PLT < 100×10^9/L。

4. 治疗

（1）适时终止妊娠。

（2）应用糖皮质激素。

（3）应用血制品。

（4）血浆置换或者血液透析。

5. 术中可能发生的事件与处理

（1）困难气道：患者全身水肿，声门区组织水肿可导致插管困难。

（2）呕吐物误吸：该病多为急诊手术，应按饱胃处理，术前给予止吐药物，备好吸引器。

（3）高血压、低血压：患者术前有严重的高血压，加上浅麻醉、子宫复旧及催产素的应用可导致严重的高血压，增加脑卒中和肺水肿的发生率。如患者对麻醉药物敏感、麻醉过深或瞬间大出血可能导致低血压，影响心、脑、肝、肾等重要器官的灌注。

（4）凝血功能障碍及弥散性血管内凝血（disseminated intravascular coagulation，DIC）：及时检测凝血功能，积极补充凝血因子与血小板等。

（5）肝功能异常或肝衰竭：尽量选择起效快、对血流动力学影响小、经肝肾代谢少的麻醉药物行麻醉诱导和维持，围术期应避免低血压影响肝脏的灌注，避免加重肝脏损伤，实施有创血压监测，充分了解患者凝血功能状态，并积极纠正患者的凝血功能紊乱，术中可能发生大出血，应配备足够的红细胞、新鲜冰冻血浆等。

6. 术中麻醉管理

（1）气道管理：首选气管插管全身麻醉，患者凝血异常，全身水肿明显，存在气道黏膜水肿可能，要做好处理困难气道的准备。

（2）循环功能支持：维持血流动力学稳定，常规监测有创动脉压、CVP，术中加强凝血功能监测，及时补充血制品。

（3）肌肉松弛监测：应注意围术期镁剂与肌肉松弛剂的相互影响。

（4）应做好新生儿复苏准备（适用于多数患者的剖宫产术，本例患者术前为死胎除外）。

（5）肝功能的维护：HELLP 综合征患者常常合并肝功能不全，围术期一定要注意肝功能的维护。

1）手术和麻醉对肝功能不全患者的影响主要体现在以下两方面。①麻醉药物对肝功能的影响：大多数麻醉药都需要在肝脏中降解。若给予肝病患者正常剂量的麻醉药物，其药效时间会延长，甚至引起深度昏迷的严重后果。②麻醉方法、手术对肝功能的影响：麻醉和手术主要通过改变肝血流量而影响肝功能。在收缩压不低于 80 mmHg 时，肝脏自身调节机制可使肝血流量维持不变。临床麻醉可导致肝血流量减少的原因包括缺氧时 α 受体兴奋，酸碱平衡失调，正压通气导致胸膜腔内压增高，腔静脉回流受阻引起肝静脉压升高，以及交感神经兴奋，直接压迫血管，失血失液过多等。

2）肝功能不全患者围术期肝功能保护主要包括以下两方面。①术前以“保肝”为主：加强营养，给予高蛋白、高糖类、低脂肪饮食，补充多种维生素，增加糖原储备，改善凝血功能，给予广谱抗生素治疗，以抑制肠道细菌，减少术后感染。②围术期合理用药：不宜使用主要经肝脏代谢、排泄的药物，镇静药和镇痛药作用时间均会延长，用药量需减少。

（6）肾功能的保护：HELLP 综合征患者常合并溶血，从

而导致梗阻性肾损伤。如术中出血较多，有效循环血量减少，血压降低，肾灌注不足，可进一步加重肾损伤。因此，术中应及时补充血容量，增加肾灌注，必要时使用利尿药，注意保持尿量。

病例点评

HELLP 综合征是产科重症，关系母婴的生命安全。本例患者已知胎儿为死胎，麻醉难度稍有降低，但合并 HBV 携带的患者出现 HELLP 综合征时，围术期风险增加。麻醉管理的重点是建立动态循环监测，合理应用血管活性药物，维持血流动力学平稳，保护心、脑、肝、肾等重要器官。监测凝血功能如血栓弹力图，指导合理应用血制品。多科室应急团队精诚协作是患者安全的最大保障。

参考文献

1. CHAWLA S，MARWAHA A，AGARWAL R，et al. HELLP or help：a real challenge[J]. J Obstet Gynaecol India，2015，65（3）：172-175.
2. 刘凤霞，徐风森，胡海燕 .HELLP 综合征的临床研究进展 [J]. 西南国防医药，2019，29（1）：93-95.
3. 李志新，杨慧 . 重度妊娠高血压疾病合并 HELLP 综合征的治疗和预后分析 [J]. 医药卫生（全文版），2016，3（12）：109.
4. 邹洪，康光明，王骜，等 . 不同麻醉方式用于 HELLP 综合征剖宫产的对比分析 [J]. 中国卫生标准管理，2018，9（11）：137-139.

（贺海丽　池　萍）

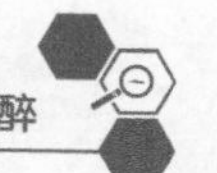

病例 11　妊娠急性脂肪肝患者剖宫产手术的麻醉

病历摘要

【基本信息】

患者，女，25 岁，孕 36 周，2 周前无明显诱因出现乏力、纳差，伴咳嗽、少痰，自服阿莫西林 1 周后无明显改善。1 周前发现尿黄如浓茶色，双下肢水肿，于当地医院输液治疗，略有好转。查肝功能异常，门诊以“孕 1 产 0 孕 36^{+3} 周，头位，肝功能异常，原因待查：妊娠期急性脂肪肝？”收入院。患者自发病以来，无腹痛、腹胀，无鼻出血、牙龈出血，近 3 天有少量阴道流血。幼时曾患“黄疸型肝炎”。有“止痛片”过敏史。否认手术、外伤史。

【体格检查】

体温 37.2 ℃，血压 136/85 mmHg，心率 112 次 / 分，呼吸 20 次 / 分。患者神志清，面色晦暗，全身皮肤及巩膜黄染，浅表淋巴结未触及肿大，肝掌（+），心肺听诊（–），腹软，双下肢重度水肿。

妇科检查：腹围 105 cm，宫高 36 cm，胎心 142 次 / 分，心律齐，未触及明显宫缩。

【辅助检查】

化验检查：HGB 106 g/L，WBC 20.1×10^9/L，PLT 137×10^9/L，

ALT 76 U/L，AST 210.2 U/L，TBIL 388.36 μmol/L，DBIL 147.60 μmol/L，ALB 20.6 g/L，BUN 13.14 mmol/L，Cr 275.5 μmol/L，TCO_2 19.0 mmol/L，GLU 4.50 mmol/L，NH_3 47.10 μmol/L，BIL（++）。PT 24.8 s，PTA 48%，APTT 81.30 s，FIB 0.82 g/L，D-Dimer 5. 72 mg/L，FDP 27.07 mg/L。

腹部 B 超：脂肪肝，弥漫性肝病表现，胆囊不充盈。

妇科 B 超：晚孕，单活胎，头位，羊水少。

【诊断】

G1P0，$G36^{+3}$ W，头位，胎儿窘迫。

妊娠期急性脂肪肝，肝衰竭，肾衰竭，低蛋白血症，中度贫血。

【治疗】

（1）实施手术名称：子宫下段剖宫产术。

（2）麻醉管理：患者携带锁骨下静脉置管入室，接心电监护，开放外周静脉通路。局麻下左侧桡动脉穿刺置管，监测有创动脉压，测得有创动脉压 150/90 mmHg，心率 130 次 / 分，吸空气 SpO_2 93%，接锁骨下静脉通路测得中心静脉压 5 mmHg。采用全身麻醉的方法，麻醉诱导前查血气：pH 7.446，$PaCO_2$ 22.8 mmHg，PaO_2 80 mmHg，BE –8 mmol/L，HCO_3^- 15.7 mmol/L，Na^+ 133 mmol/L，K^+ 3.7 mmol/L，Ca^{2+} 1.06 mmol/L，HGB 7.1 g/L。给予碳酸氢钠纠正酸中毒，静脉推注氯化钙纠正电解质紊乱，输注悬浮红细胞、血浆、纤维蛋白原改善凝血及补充血容量。全麻诱导：经外周静脉给予丙泊酚 150 mg，罗库溴铵 60 mg，插管顺利，机械通气，手术开始。在纯氧通气下，SpO_2 逐渐上升至 100%，血压维

持在 110/70 mmHg，心率 120 次 / 分，循环基本稳定。手术开始后 6 分钟，剖出一男婴，发生窒息，给予清理呼吸道，加压给氧，紧急气管插管，心肺复苏，约 5 分钟后呼吸、心跳恢复，皮肤红润，带管转入外院继续高级生命支持治疗。术中持续泵入丙泊酚，间断给予芬太尼和罗库溴铵维持麻醉深度。术中再次测血气：pH 7.367，$PaCO_2$ 38.5 mmHg，PaO_2 318 mmHg，BE –3 mmol/L，HCO_3^- 22.4 mmol/L，Na^+ 135 mmol/L，K^+ 3.6 mmol/L，Ca^{2+} 1.15 mmol/L，HGB 7.1 g/L，各项指标均有所改善。手术历时 2 小时，出血量 500 mL，输入晶体液 300 mL，胶体液 400 mL，红细胞 800 mL，血浆 800 mL，纤维蛋白原 2 g，尿量 70 mL。术毕带管安返 ICU。

术后 8 小时，患者仍少尿，双球结膜明显水肿伴周身水肿，复查肝肾功能提示严重受损，胸片提示大量胸腔积液，凝血项各项指标均未凝集，考虑发生 DIC。ICU 医生给予积极补充凝血因子、纤维蛋白原、白蛋白、血小板、凝血酶原复合物等治疗，放置胸腔引流管恢复肺容积，行血液透析维持体内电解质和酸碱平衡，并请肝病内科、人工肝中心、介入科、产科、外科、心胸血管外科等多科会诊，指导治疗，患者生命指征依然不稳定。家属于术后第 2 天放弃治疗，自动离院。

病例分析

妊娠期急性脂肪肝（acute fatty liver of pregnancy，AFLP）是少见却具有潜在致命性的产科重症，极大增加了围术期的风险。疾病特点为肝细胞在短时间内大量、快速脂肪变性，以急

剧肝衰竭、凝血功能障碍、黄疸为主要临床特征，可同时伴大脑、肾脏、胰腺等多脏器功能不全。肝肾功能异常：ALT、AST、TBIL、UNIC、Cr、BUN 均升高。凝血功能异常：INR 和 APPT 延长、FIB 水平降低。低血糖：由于肝细胞受损，肝糖原生成减少，故 AFLP 患者常伴有低血糖。血常规：WBC 升高、PLT 进行性减少。治疗与转归：终止妊娠是阻止 AFLP 恶化的唯一手段。由于 AFLP 尚无特殊治疗方法，及时终止妊娠、多学科综合对症施救、加强重症监护对改善 AFLP 患者的转归至关重要。

AFLP 剖宫产术的麻醉处理有以下方法。①麻醉方法的选择，如无凝血功能异常的轻型 AFLP 患者可选择椎管内麻醉。当凝血功能 INR < 1.5 时可考虑单次腰麻。《产科麻醉快速指南》建议当 PLT $\geqslant 80 \times 10^9/L$ 且凝血无异常时可选择椎管内麻醉，当 $50 \times 10^9/L <$ PLT $< 80 \times 10^9/L$ 且凝血无异常时可选择单次腰麻，对于 PLT $< 50 \times 10^9/L$ 者则建议采用全身麻醉。②麻醉药物的选择：挥发性麻醉药七氟醚、地氟醚挥发快速，理论上应是理想药物，但至今尚未发现将二者应用于 AFLP 患者的报道。阿片类药物芬太尼、舒芬太尼几乎完全在肝内代谢，严重肝病患者反复使用或持续输注易产生蓄积作用；瑞芬太尼是一种作用强的超短效阿片受体激动剂，具有清除快速、无蓄积的优点，许多研究也已证实瑞芬太尼应用于孕妇及胎儿是安全可靠的。丙泊酚具有起效快、苏醒迅速的优点，许多研究表明丙泊酚用于产科全麻诱导是安全可靠的。肌肉松弛剂首选不经肝脏代谢的阿曲库铵、顺阿曲库铵。苯二氮䓬类药物在严重肝病患者中作用时间延长，效能增强，可加重或诱发肝性脑病，应

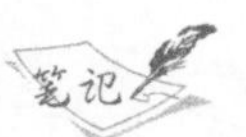

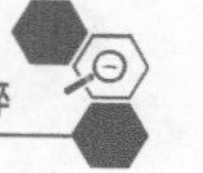

慎重应用。③术后镇痛：静脉术后镇痛时应考虑到阿片类药物的不良反应。相比静脉镇痛，凝血功能正常的 AFLP 患者实施椎管内镇痛的效果及安全性均占有优势。

围术期治疗原则：①多学科综合救治，术前第一时间行有创动、静脉穿刺置管术，连续监测动脉血压及中心静脉压；适时进行血气测定分析，依照血气结果及时对症处理、调整参数。②凝血功能监测，指导补充血浆、血小板、纤维蛋白原等凝血成分，有条件者可应用TEG监测凝血功能。③监测血糖，防止发生低血糖昏迷。④保护肝肾功能，可应用葡醛内酯等保肝药。全麻术后苏醒延迟患者应仔细评估是否合并进展性肝性脑病，是否有颅内压增高的情况。

综上所述，早期明确诊断、细致全面的术前评估、恰当的麻醉选择、严密的围术期监测并及时对症处理及救治是 AFLP 患者剖宫产手术围术期安全的重要保障。

病例点评

AFLP 是罕见却具有潜在致命性的产科重症疾患，严重威胁母婴健康。该病以急剧肝衰竭、凝血功能障碍、黄疸为主要临床特征，终止妊娠是阻止 AFLP 恶化的唯一手段。术前早期明确诊断、细致全面评估，根据患者的凝血功能做好麻醉方法的选择，麻醉药物应尽可能使用不经肝脏代谢的药物，以减轻肝脏负担。围术期要做到多学科综合救治，严密监测凝血功能，指导补充凝血物质，如遇合并肾衰竭患者，积极进行血液透析治疗，保护肾功能。

参考文献

1. 米勒 . 米勒麻醉学 [M]. 7 版 . 邓小明，曾因明，译 . 北京：北京大学医学出版社，2011：2149-2160.
2. 车向明 . 妊娠急性脂肪肝患者剖宫产手术的麻醉处理及围术期救治 [J]. 北京医学，2016，38（6）：586-589.
3. 姚尚龙 . 产科麻醉快速指南 [J]. 中国继续医学教育，2011，3（10）：131-138.
4. ZHOU G，ZHANG X，GE S. Retrospective analysis of acute fatty liver of pregnancy：twenty-eight cases and discussion of anesthesia[J]. Gynecol Obstet Invest，2013，76（2）：83-89.
5. 李淑英，李慧，倪娟 . 妊娠期急性脂肪肝终止妊娠麻醉方式的探讨 [J]. 临床麻醉学杂志，2016，32（8）：811-812.
6. 曲音音，曾鸿，郭向阳，等 . 妊娠期急性脂肪肝患者的麻醉管理及围手术期处理方式分析 [J]. 中华医学杂志，2017，97（24）：1878-1882.

（郝　帅　池　萍）

病例 12　子痫前期患者剖宫产手术的麻醉

病历摘要

【基本信息】

患者，女，20 岁，主因“G1P0，孕 36 周，子痫前期”收入院。孕 32 周自觉双下肢水肿，休息后可缓解，未予以特殊处理。孕 34 周产检发现血压增至 140/90 mmHg，给予口服拉贝洛尔 100 mg，每日 3 次，并留院观察。2 天前血压升至 160/95 mmHg，尿蛋白（++），尿蛋白定量 2.45 g/24 h，给予静脉滴注硫酸镁解痉治疗，严格限制液体出入量。既往体健。否认过敏史。

【体格检查】

体温 36.8 ℃，血压 160/95 mmHg，心率 98 次 / 分，呼吸 20次 / 分，意识淡漠，双肺呼吸音清，未闻及干、湿性啰音，心律齐，未闻及杂音，腹软，无压痛及反跳痛。胎心 145 次 / 分，无规律宫缩。双下肢中度水肿。

【辅助检查】

化验检查：HGB 122 g/L，血小板、凝血功能正常，生化提示肝肾功能未见异常，尿蛋白(++)，尿蛋白定量 2.45 g/24 h。

【诊断】

G1P0，孕 36 周，子痫前期。

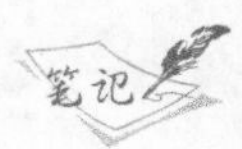

【治疗】

（1）实施手术名称：子宫下段剖宫产术。

（2）麻醉管理：患者入室意识淡漠，开放静脉通路，心电监护示血压 160/95 mmHg，心率 98 次 / 分、血氧饱和度 95%，给予面罩吸氧。注射地塞米松 10 mg，乌拉地尔 10 mg，血压降至 155/90 mmHg，L_2 ～ L_3 间隙行腰硬联合阻滞麻醉，蛛网膜下隙给予 0.5% 罗哌卡因 2 mL，维持平面在 T_6 水平，过程平稳，开始剖宫产麻醉。手术约 1 小时，过程顺利。术中血压维持在 120 ～ 150/75 ～ 90 mmHg，心率 75 ～ 85 次 / 分，血氧饱和度 98% ～ 100%，术中出血量 500 mL，尿量 100 mL，共补液 1000 mL（500 mL 羟乙基淀粉 +500 mL 乳酸钠林格液）。术毕硬膜外导管连接 PCA 镇痛装置。术后安返病房。

病例分析

1. 子痫前期的定义及病理生理

子痫前期又被称为先兆子痫，指的是怀孕前血压水平正常的孕妇，在妊娠 20 周后出现蛋白尿、高血压等表现，可进一步影响孕妇机体各器官系统，对胎盘、胎儿及分娩结局造成严重影响的一种妊娠期特发疾病。目前认为子痫前期与多种因素有关，是遗传和环境因素共同作用的结果。胚胎滋养层细胞侵入性低下导致子宫螺旋动脉重铸不良是子痫前期的起始性病理变化，胎盘缺血缺氧及氧化应激导致大量炎性因子被释放，引起母体血管内皮细胞的广泛损伤。血管内皮细胞损伤是导致子痫前期多系统损伤的病理生理基础。

2. 子痫前期和重度子痫前期的诊断标准

子痫前期的诊断标准：妊娠 20 周后出现收缩压≥140 mmHg 和（或）舒张压≥ 90 mmHg 伴蛋白尿≥ 0.3 g/24 h 或随机尿蛋白≥（+）；无蛋白尿但伴有以下任何一种器官或系统受累，即心、肺、肝、肾等重要器官，或血液系统、消化系统、神经系统的异常改变，胎盘－胎儿受到累及等。血压和（或）尿蛋白水平持续升高，发生母体器官功能受损或胎盘－胎儿并发症是子痫前期病情向重度发展的表现。

子痫前期孕妇出现下述任一表现可诊断为重度子痫前期。①血压持续升高：收缩压≥ 160 mmHg 和（或）舒张压≥110 mmHg。②持续性头痛、视觉障碍或其他中枢神经系统异常表现。③持续性上腹性疼痛及肝包膜下血肿或肝破裂表现。④肝酶异常：ALT 或 AST 水平升高；肾功能受损，尿蛋白＞ 2.0 g/24 h。⑤少尿（24 h 尿量＜ 400 mL 或每小时尿量＜17 mL），或血肌酐＞ 106 μmol/L。⑥低蛋白血症伴腹腔积液、胸腔积液或心包积液。⑦血液系统异常：血小板计数呈持续性下降并低于 100×10^9 /L。⑧微血管内溶血。⑨心功能衰竭。⑩肺水肿。⑪胎儿生长受限或羊水过少、胎死宫内、胎盘早剥等。

3. 子痫前期的治疗原则

子痫前期的治疗原则：预防抽搐；有指征地降压、利尿、镇静；密切监测母胎情况；预防和治疗严重并发症；适时终止妊娠。

4. 子痫前期患者的麻醉管理

（1）麻醉前要有良好的评估和麻醉计划：①掌握患者的病

史和病情及胎儿的状况；②维持体液平衡，使心输出量、肾血流量和外周血管阻力尽可能达到其所能达到的最佳状态；③密切监控血流动力学的变化非常重要，如有相应指征，可依病情需要采用有创监测（如动脉插管、中心静脉插管或肺动脉导管等）；④血小板计数和功能的评估，血小板数量不能反映其功能，血栓弹力图可测定血小板的功能；⑤测定凝血功能，如危重症采用常规实验室监测、血栓弹力图等，评估凝血和纤溶状态；⑥检查患者气道，评估是否存在困难气道风险，避免出现不能气管插管不能氧合状态（cannot intubate，cannot oxygenate situation，CICO）；⑦合理选择麻醉方式，依据患者全身状况、手术情况、胎儿状态等综合考虑。

（2）注意术前用药对麻醉药及麻醉效果的影响。治疗剂量的硫酸镁可产生镇静作用，并可强化局麻药、强化和延长短效非去极化肌肉松弛药，应用硫酸镁时应减少肌肉松弛药的剂量。镁可降低低血压引起的反射性交感神经缩血管反应及许多缩血管药的作用，硬膜外麻醉时可加重一过性低血压程度，麻醉诱导时应缓慢进行，并密切注意血容量状况。

（3）子痫前期剖宫产行椎管内麻醉需要遵循的原则：对于术前无凝血障碍的患者，腰硬联合麻醉已成为我国剖宫产患者的首选麻醉方式，需要遵循以下原则。①术中应维持母体血容量适当；②严防阻滞平面过广；③局麻药中不加肾上腺素；④避免血压剧烈波动；⑤正确及时处理仰卧位低血压综合征。

5. 重度子痫前期合并急性肺水肿的处理

去除诱因、控制左心衰竭是治疗的基本原则，血管活性药物联合强心利尿药物可有效控制左心衰竭。当血浆胶体渗透压

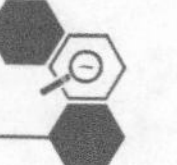

较低时，组织间水分相对过多，利尿的效果会较差，因此维持产前、产后的血浆胶体渗透压是必要的。

6. 重度子痫前期或子痫的注意事项

重度子痫前期或子痫时，术前、术中或术后容易发生心肾功能不全、肺水肿、脑出血、凝血障碍甚至 DIC，应密切关注病情，及时进行有效处理。麻醉后目标血压：孕妇未并发器官功能损伤，收缩压控制在 130 ～ 155 mmHg、舒张压控制在 80 ～ 105 mmHg 为宜；孕妇并发器官功能损伤，则收缩压控制在 130 ～ 139 mmHg、舒张压控制在 80 ～ 89 mmHg 为宜，且血压不低于 130/80 mmHg，以保证子宫胎盘血流灌注。胎儿娩出后准备抢救。围麻醉期加强监护，包括 ECG、SpO_2、NBP、CVP、尿量、血气分析、有创动脉血压动态监测等，保护重要器官的功能。

病例点评

重度子痫前期在妊娠妇女中发生率高达 8%，是产科常见的危重急症。术前应全面了解重度子痫前期的病理生理变化，充分评估麻醉和手术风险，制定个体化麻醉方案，评估术中可能出现的并发症，采取相应措施，与产科医生积极合作，做好患者围术期的麻醉管理。

参考文献

1. 中华医学会妇产科学分会妊娠期高血压疾病学组 . 妊娠高血压疾病诊治指南（2015）[J]. 中华妇产科杂志，2015，50（10）：721-728.

2. 邓小明，姚尚龙，于布为，等 . 现代麻醉学 [M]. 4 版 . 北京：人民卫生出版社，2014.
3. 王英伟，李天佐 . 临床麻醉学病例解析 [M]. 北京：人民卫生出版社，2018.
4. APFELBAUM J L，HAWKINS J L，AGARKAR M，et al. Practice guidelines for obstetric anesthesia：an updated report by the American Society of Anesthesiologists Task Force on obstetric anesthesia and perinatology[J]. Anesthesiology，2016，124（2）：270.
5. LILLEY G，BURKETT-ST-LAURENT D，PRECIOUS E，et al. Measurement of blood loss during postpartum haemorrhage[J]. International Journal of Obstetric Anesthesia，2015，24（1）：8-14.
6. SVANSTRÖM M C，BIBER B，HANES M，et al. Signs of myocardial ischaemia after injection of oxytocin：a randomized double-blind comparison of oxytocin and methylergometrine during caesarean section[J]. British Journal of Anaesthesia，2008，100（5）：683-689.
7. MARSHALL S D，CHRIMES N. Medication handling：towards a practical，human-centred approach[J]. Anaesthesia，2019，74（3）：280-284.

（李沛函　池　萍）

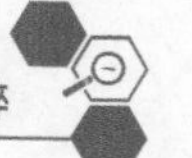

病例13　妊娠合并水痘患者剖宫产手术的麻醉

病历摘要

【基本信息】

患者，女，27岁，G38^{+3} W，因出现皮疹及水疱伴发热1天入院。入院诊断为妊娠合并水痘。给予水痘–带状疱疹免疫球蛋白（varicella-zoster immune globulin，VZIG）治疗后，择期在麻醉下行剖宫产术。患者既往无水痘免疫接种史，发病前2周内无与水痘患者接触史。

【体格检查】

一般情况良好，体温38.0 ℃，伴轻微咳嗽，全身散在丘疹、水疱疹，部分结痂。宫高35 cm，腹围98 cm，左枕前位，胎心率145次/分，未见红、破膜等先兆临产表现。B超示双顶径95 mm，胎盘成熟度Ⅱ度，羊水最深处33 mm。

【辅助检查】

WBC 8.1 × 10^9/L，N% 78.5%，ALT 85 U/L，TBIL 15.1 μmol/L，HGB 118 g/L，PLT 342 × 10^9/L，PT 9.8 s，APTT 35 s，FIB 4.2 g/L。

ECG：正常心电图。

【诊断】

G1P0，G38^{+3} W；妊娠合并水痘感染。

【治疗】

（1）实施手术名称：子宫下段剖宫产术。

（2）麻醉管理：患者系足月妊娠合并水痘－带状疱疹病毒（varicella-zoster virus，VZV）感染，入院后给予 VZIG 治疗 1 周，现先兆临产，病情稳定，皮肤水痘疱疹干燥结痂，剖宫产手术下终止妊娠。患者血常规、肝肾功能、凝血功能检查未见明显异常，双肺听诊呼吸音正常，穿刺部位及脊柱检查无椎管内麻醉绝对禁忌，选择硬膜外麻醉。患者入手术室一般状态良好，神志清晰，常规监测生命体征正常。开通静脉通路，预先输注乳酸钠林格液 10 mL/kg。患者左侧卧位，观察操作部位皮肤无水痘疱疹损伤或感染，L_2～L_3间隙行硬膜外穿刺置管，操作过程顺利。转仰卧位后，经硬膜外导管给予 2% 利多卡因 3 mL，观察 10 分钟确认无全脊髓麻醉及局麻药毒性反应后，经硬膜外导管追加 0.75% 罗哌卡因 12 mL，10 分钟后测麻醉无痛平面达 T_6，遂开始行剖宫产手术。2 分钟后产一 3500 g 健康活男婴，1 分钟、5 分钟 Apgar 评分分别为 8 分、9 分。

胎儿娩出后，体格检查全身未见皮疹及水疱等损伤，遂转入新生儿室进一步系统性检查。静脉给予产妇咪达唑仑 2 mg，芬太尼 0.05 mg，术中 0.75% 罗哌卡因（6 mL）追加 1 次。新生儿出生后隔离，尽早给予 VZIG 治疗，术后新生儿在监护室密切观察是否有水痘性肺炎和新生儿水痘等并发症的发生，一旦发生尽早进行抗病毒治疗。

术后产妇继续单独隔离。给予静脉自控镇痛进行疼痛管理，尽早让阻滞平面恢复，密切观察阻滞平面范围内运动、感觉恢复情况，重点关注是否有神经系统并发症发生，并给予阿

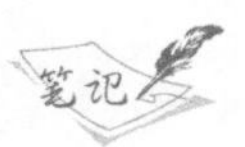

昔洛韦抗病毒治疗。关注呼吸系统情况，是否有发热、咳嗽、咳痰、呼吸音变粗或干、湿性啰音发生，必要时行 X 线胸片检查，警惕水痘性肺炎的发生。推迟哺乳时间。

病例分析

VZV 和 HIV 感染行产科手术的患者实施区域麻醉一直存在争议，关注的焦点是椎管内麻醉可能导致病毒扩散至中枢系统，从而引起脑膜炎或脑炎；此外，如果术后发生头痛或神经系统并发症时，不能准确地排除是由神经阻滞引起还是由病毒感染导致疾病进展引起。通常疱疹病毒初次感染者不推荐采用蛛网膜下隙麻醉，因为患者存在病毒血症可能；然而，对于复发性疱疹感染的患者由于没有病毒血症的发生，椎管内麻醉理论上讲是安全的。

对于穿刺部位有水疱或感染的患者，全身麻醉是可行的选择。全身麻醉最大的风险是有致水痘性肺炎的可能。妊娠感染 VZV 发生水痘性肺炎最主要的两个危险因素为在妊娠期间吸烟和身体皮肤损伤多于 100 处。Harger 对 347 例 VZV 感染的孕妇进行研究，18 例水痘性肺炎患者均给予阿昔洛韦抗病毒治疗，其中仅有 1 例患者由于细菌二重感染需要通过气管插管进行呼吸机治疗。

全身麻醉后早期诊断，并进行强有力的抗病毒治疗可能对减少水痘性肺炎的发生有积极作用。在没有禁忌证的情况下，如果实施椎管内麻醉，则围术期细致的神经系统检查，密切监测，并进行积极的抗病毒治疗十分有必要。

病例点评

随着国家健康保健水平的提高，我国水痘的发生逐渐减少，但是随着全球人口流动的增加，且我国水痘目前属于国家计划外的免疫接种项目，妊娠合并 VZV 感染的病例并不罕见，所以临床医生仍不可放松，尤其对于发生严重并发症的患者。妊娠合并 VZV 感染患者，尽早诊断，正确、系统评估，积极进行抗病毒、VZIG、疫苗治疗，最大限度地降低围术期母子严重并发症的发生。

预防的关键在于，对育龄妇女血清 VZV 抗体检查阴性者接种疫苗；对已经暴露的患者尽早给予 VZIG 治疗；感染发病者进行抗病毒（阿昔洛韦）治疗。对于麻醉的选择，手术前应充分考虑每种麻醉方案的优势和风险，并针对患者病程特点制定个体化的麻醉方案。

参考文献

1. BROWN N W，PARSONS A P，KAMP C. Anaesthetic considerations in a parturient with varicella presenting for caesarean section[J]. Anaesthesia，2003，58（11）：1092-1095.
2. TORPY J M. Changes in anesthesiology practice are explicated[J]. Journal of American Medical Association，2002，287（5）：1924-1926.
3. HARGER J H，ERNEST J M，THURNAU G R，et al. Risk factors and outcome of varicella-zoster virus pneumonia in pregnant women[J]. J Infect Dis，2002，185（4）：422-427.
4. KAEWPOOWAT Q，SALAZAR L，AGUILERA E，et al.Herpes simplex and varicella zoster CNS infections：clinical presentations，treatments and outcomes[J]. Infection，2016，44（3）：337-345.

（罗　超　池　萍）

病例14 妊娠合并麻疹患者剖宫产手术的麻醉

病历摘要

【基本信息】

患者，女，30岁，主因“发热4天，皮疹、咳嗽、声嘶1天”入院。

【体格检查】

体温 38.3 ℃，血压 130/85 mmHg，脉搏 92 次 / 分，呼吸 22 次 / 分。神志清，精神弱，颜面、躯干、四肢近端可见大量散在斑丘疹，疹间皮肤正常，麻疹黏膜斑（+），双肺呼吸音粗，可闻及散在干性啰音及痰鸣音。

【辅助检查】

血常规：WBC 4.53×10^9/L，RBC 4.23×10^{12}/L，N 3.87×10^9/L，N% 85.5%，HGB 121 g/L，K^+ 3.58 mmol/L，Na^+ 127.1 mmol/L，麻疹抗体 IgM（+）。

【诊断】

① G2P1，G38^{+3} W，左枕前胎位，胎儿窘迫（？）；②麻疹，喉炎，肺炎。

【治疗】

（1）实施手术名称：子宫下段剖宫产术。

（2）麻醉管理：患者入院后给予对症治疗，因出现胎儿窘迫，拟紧急行剖宫产术终止妊娠。麻醉医生访视患者，重点评估患者的一般状况、气道情况、呼吸系统、心血管系统和肝肾功能。特别要评估患者麻疹所处的传染期、传染强度等流行病学情况，以便做好防护，减少职业暴露和院内感染的暴发。

由于患者情况危急，皮疹分布广泛不适合做椎管内麻醉，同时已出现麻疹喉炎及肺炎的并发症，全身麻醉增加呼吸系统并发症的风险。为保障母婴安全，与产科医生和患者家属充分沟通，拟在局麻＋强化麻醉下行子宫下段剖宫产术。

参与手术的医务人员要穿隔离衣，佩戴护目镜、N95 口罩、面屏，做好隔离防护，患者紧急入手术室后给予面罩吸氧，建立静脉通路，监测血压 102/70 mmHg、心率 80 次 / 分、SpO_2 92%。血气分析：pH 7.42，$PaCO_2$ 32 mmHg，PaO_2 224 mmHg，BE −3 mmol/L，HCO_3^- 21.2 mmol/L，Na^+ 136 mmol/L，K^+ 3.1 mmol/L。手术医生在充分局麻下入腹顺利取出一活男婴。婴儿娩出后患者生命体征平稳，评估患者情况后静脉给予芬太尼镇痛，密切观察患者生命体征变化。手术 1 小时 15 分钟后结束，患者生命体征平稳，送感染科病房进一步治疗。

患者离室后将接触患者的一次性用品丢弃，麻醉机呼吸回路行高压消毒，监护仪及所有台面采用含氯消毒机清洁擦拭。手术室进行层流净化 1 小时。

预后：患者顺利康复，痊愈出院。

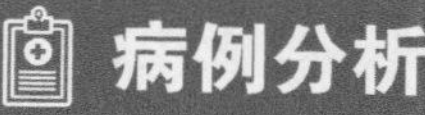

病例分析

1. 麻疹和妊娠

麻疹是由麻疹病毒引起的急性呼吸道传染病。麻疹疫苗接种已经使麻疹发病率大大下降，但是仍有散发病例，局部暴发。传染源：患者是唯一的传染源，自发病前2天（潜伏期末）至出疹后5天内，眼结膜、鼻、口咽、气管的分泌物中都含有病毒，具有传染性。恢复期不带病毒。传播途径：呼吸道飞沫传播，接触传播较少见。易感人群：人群普遍易感，6岁以下小儿常见。成人麻疹病例增多。易感者接触患者后90%以上发病，病后有持久的免疫力。流行特征：冬春季为多，但全年均可有病例发生。主要的临床表现有发热、咳嗽、流涕、眼结合膜炎、口腔麻疹黏膜斑（Koplik’s spots）及皮肤斑丘疹。麻疹临床过程可分为3期：前驱期、出疹期、恢复期。常见并发症包括喉炎、肺炎、心肌炎、脑炎、亚急性硬化性全脑炎。

妊娠合并麻疹：由于接种麻疹疫苗后，麻疹的自然感染力下降，育龄妇女抗体水平降低，故近几年来妊娠期麻疹发病率有增加趋势。特点：呼吸道卡他症状重，支气管肺炎发生率高（19.5%～24.1%），多伴有肝脏和心脏损伤。

2. 麻疹患者的术前评估

（1）呼吸系统：麻疹易并发呼吸系统感染，如肺炎、喉炎，存在气道高反应性，且剖宫产患者胃排空延迟，所以无论选择何种麻醉方式，必须评估通气和气管插管是否有困难。术前应对气道进行全面的评估。应仔细评估患者 Mallampati 分

级、甲颏距离、张口度等。应注意观察呼吸频率、呼吸类型，注意有无口唇发绀，听诊呼吸音，有无啰音、支气管哮鸣音。有条件的可在保护胎儿的情况下行胸片检查以了解肺部情况，行动脉血气分析以了解患者肺换气功能等。

（2）心血管系统：在时间允许的情况下全面评估患者的心功能状态是有益的。超声心动图和心肌酶谱可帮助判断是否发生心肌损伤。

（3）肝肾功能：患者常出现转氨酶升高，重症者可出现急性肝衰竭，凝血功能障碍。

（4）电解质紊乱：低血钾、低血钠等。

3. 麻醉管理

合并麻疹的患者根据患者病情选择麻醉方式。轻症病例可选择腰麻、硬膜外麻醉，应使用低浓度局麻药，控制给药速度和容量，避免麻醉平面过高。麻疹脑炎、穿刺部位破溃感染、凝血功能障碍者应避免使用椎管内麻醉。全身麻醉对于出现凝血功能障碍的患者是合适的。全身麻醉前应该行全面气道评估，对于可能出现的困难插管制定必要的预案。局部麻醉在术前准备不完善、情况危急及缺乏产科全麻经验时也可使用。

临床上常用的全身麻醉药有丙泊酚、七氟烷、舒芬太尼、罗库溴铵等，均可安全用于麻疹患者。考虑到对胎儿的影响，应选择不易通过胎盘屏障的药物，以减少对胎儿的影响。

术后镇痛可选择硬膜外或静脉自控镇痛，镇痛方案应个体化，使用阿片类药物时需考虑对呼吸的影响。

4. 消毒隔离

麻疹为呼吸道传染病，应做好消毒隔离，减少院内感染。应选择层流净化手术室，与普通手术分室进行，使用后应做好环境净化和药液湿式消毒。转运患者途中若患者病情允许，最好给其佩戴口罩。

麻醉机直接与患者相连，推荐使用一次性呼吸回路，加装一次性细菌过滤器，术毕应进行内部气路消毒。一次性血氧饱和度探头、袖带、心电导联，一次性喉镜叶片的使用可以减少交叉感染。喉镜柄、听诊器等物品使用后也应做好消毒。参与手术的医务人员在满足手术的前提下应尽量少，无关人员禁止入内。医务人员应穿戴一次性隔离手术衣，佩戴护目镜、N95口罩、面屏等防护设备，以降低职业暴露发生及院内感染暴发。

病例点评

妊娠合并麻疹是产科急症，往往需要及时终止妊娠，由于涉及母婴的生命安全和传染病的防控工作，因此要高度重视，做好预案。

麻疹作为一种呼吸道传染病，可对产妇呼吸系统、心血管系统、肝肾功能造成严重影响，完善的术前评估和术前准备是决定手术成败的关键。术中管理应重点关注患者的呼吸系统，制定困难气道预案，预防呼吸功能不全的发生。采取正确的消毒隔离措施，管理传染源，切断传播途径，以减少医院内感染暴发，保护其他患者和医务人员。

参考文献

1. MOSS W J. Measles[J]. Lancet，2017，390（10111）：2490-2502.
2. GORNICK W，KHONG C，ROGERS R，et al. Measles exposures at a Children's Hospital：not the "Happiest Place on Earth" [J].Open Forum Infectious Diseases，2015，2（suppl 1）：1738.
3. RASMUSSEN S A，JAMIESON D J . What obstetric health care providers need to know about measles and pregnancy[J]. Obstetrics & Gynecology，2015，126（1）：163-170.
4. 胡玉红，易为，庄虔莹，等 . 妊娠合并麻疹 30 例临床分析 [J]. 中国妇产科临床杂志，2016，17（3）：210-212.
5. KAMACI M，ZORLU C G，BELHAN A. Measles in pregnancy[J]. Acta Obstet Gynecol Scand，1996，75（3）：307-309.
6. ATMAR R L，ENGLUND J A，HAMMILL H. Complications of measles during pregnancy[J]. Clinical Infectious Diseases，1992，14（1）：217-226.

（刘晓鹏　池　萍）

病例 15　妊娠合并嗜血细胞综合征患者剖宫产手术的麻醉

病历摘要

【基本信息】

患者，女，25岁，因“孕7月余，肝功能异常2月余，加重3天”转入我院急诊，以妊娠合并重症肝损伤收入感染科，产科协同处理。患者入院后反复出现发热、脾大和血小板下降，并伴有体温升高，综合考虑妊娠合并嗜血细胞综合征可能性大，积极给予保肝、促胎儿肺成熟和抗贫血治疗，并积极完善相关检查明确诊断。患者自发病以来，饮食、睡眠可，大小便正常。既往无特殊病史，否认过敏史。

【体格检查】

体温 36 ℃，心率 111 次 / 分，呼吸 25 次 / 分，一般状况尚可，血压 111/71 mmHg，鼻导管吸氧 SpO_2 98%。神志清楚，皮肤、巩膜黄染，全身多处淤斑，咽部充血。胎儿各项检查均无异常。

【辅助检查】

血常规：HGB 70 g/L，PLT 3×10^9/L，PT 10.7 s，PTA 110%，FIB 0.85 g/L。入院时肝功能：ALT 575 U/L，AST 561 U/L，TBIL 137.7 μmol/L，DBIL 83.1 μmol/L。

心电图：窦性心动过速。

胸片：双肺炎症，左侧少量胸腔积液。

【诊断】

肝功能异常，原因待查；病毒性肝炎，急性黄疸型可能性大；妊娠期糖尿病；上呼吸道感染；轻度贫血。

【治疗】

（1）实施手术名称：剖宫产术。

（2）麻醉管理：患者入室后，给予常规吸氧监护，常规监护心电图、血压、血氧饱和度和 BIS 等，开放外周静脉，左侧桡动脉穿刺置管，监测有创动脉血压，同时检测动脉血气、电解质及入室 TEG（图 15-1），超声引导下行右侧颈内静脉穿刺置管。在进行麻醉准备和操作时，通过外周静脉给予血凝酶，输入新鲜冰冻血浆 400 mL、纤维蛋白原 2 g 和血小板 1 个单位等以改善患者的凝血功能，TEG 检测结果（图 15-2）中 MA 值明显增大，提示患者凝血功能有改善。

待产科医生和手术器械护士一切准备好后，给予静脉推注丙泊酚和顺阿曲库铵行全麻诱导，可视喉镜下行气管插管，过程顺利，机械通气。手术开始，胎儿 5 分钟内娩出，子宫收缩好，腹腔伤口止血过程均顺利，患者生命体征平稳，术中出血量仅为 500 mL，术毕患者保留气管导管，安返 ICU。术后第 2 天拔除气管导管，恢复良好。

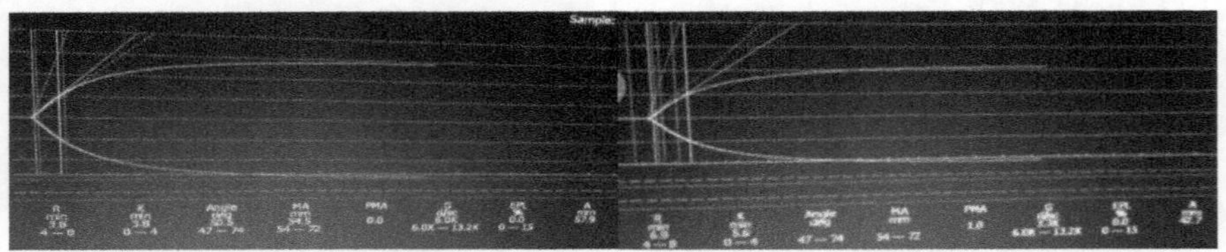
普通（Kaolin）检测　　肝素酶（Kaolin with heparinase）检测

图 15-1　入室时血栓弹力

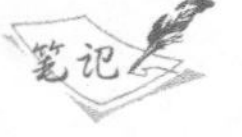

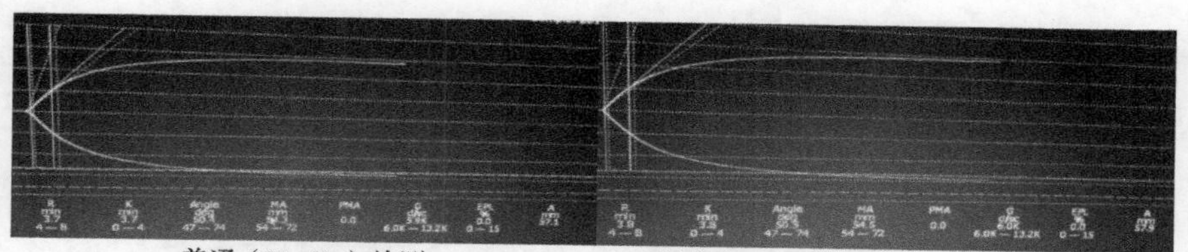

普通（Kaolin）检测　　肝素酶（Kaolin with heparinase）检测

图 15-2　术中纠正凝血功能后血栓弹力

病例分析

嗜血细胞综合征于 1979 年首先由 Risdall 等报道，是一种多器官、多系统受累，并进行性加重伴免疫功能紊乱的巨噬细胞增生性疾病，为临床少见病，进展快，病死率高，可分为原发性和继发性两种类型。该例患者发病以发热为主，以肝功能异常为首发症状，患者高热时间不长，高热后很快出现血常规变化，骨髓穿刺涂片检查可明确诊断。

嗜血细胞综合征的诊断标准：①发热超过 1 周，高峰≥ 38.5 ℃；②肝脾大伴全血细胞减少（累及≥ 2 个细胞系，骨髓无增生减低或增生异常）；③肝功能异常（血 LDH ≥正常均值 +3SD，一般≥ 1000 U/L）及凝血功能障碍（血纤维蛋白原≤ 1.5 g/L），伴高铁蛋白血症（铁蛋白≥正常均值 +3SD，一般≥ 1000 ng/mL）；④噬血组织细胞占骨髓涂片有核细胞≥ 3%，或有累及骨髓、淋巴结、肝、脾及中枢神经系统的组织学表现。由于噬血细胞增多，加速了血细胞的破坏，单核－巨噬细胞系统增生活跃，常大于 10%，巨噬细胞个体增大，胞浆丰富，吞噬多个成熟红细胞或幼红细胞或血小板等。

嗜血细胞综合征患者合并肝功能异常，凝血因子合成减

少，凝血功能下降。输注富含凝血因子的新鲜冰冻血浆，改善患者凝血功能状态。钙离子在凝血过程中起重要作用，因此，术中应加强监测血钙浓度，并及时补充和调整血钙浓度。此外，低温可加重凝血功能障碍，因此整个围手术期应使用加温毯，维持体温在正常范围。通常实验室的凝血功能检测时间长，是凝血全过程片段、部分的描记，且滞后；而 TEG 检测可以动态反映凝血及纤溶过程，同时还有测定血小板功能、区分是原发性还是继发性纤溶亢进，迅速指导血制品和凝血因子合理输入的作用，在临床使用中获得满意效果。

病例点评

嗜血细胞综合征在临床中属于少见病，尤其再合并妊娠就更为罕见，治疗用药因顾虑对胎儿的影响，处理起来就会更加棘手，常致该病无特效治疗而进展迅速，病情十分凶险，预后极差。该病早期因为缺乏特异性的临床症状及体征，诊断还存在一定的难度，容易造成误诊与漏诊。一旦确诊，须适时终止妊娠，提高患者的生存率及保障母子平安。最新国外学者报道，采用利妥昔单抗治疗难治的系统性红斑狼疮伴发的嗜血细胞综合征取得了很好的疗效。

围术期应做好急救准备工作，术中麻醉管理个体化、保证母婴安全、凝血功能调控是重点环节。

参考文献

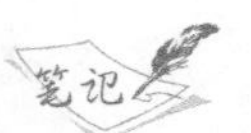

1. 唐维居 . 妊娠期嗜血细胞综合征 1 例报告 [J]. 医药与保健，2014，22（1）：169.

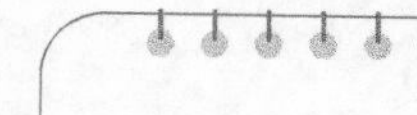

2. 丛婷婷，柳思琪，贾胜男，等 . 妊娠合并噬血细胞综合征 1 例报告 [J]. 临床肝胆病杂志，2016，32（12）：2369-2370.
3. 宋蕊，丁静秋 . 妊娠合并嗜血细胞综合征 1 例并文献复习 [J]. 中国实用内科杂志，2010，30（9）：841-842.
4. FERNÁNDEZ A A，DE VELASCO P D F，FOURNIER M C，et al. Hemophagocytic syndrom secondary to tuberculosis at 24-week gestation[J]. Int J Mycobacteriol，2017，6（1）：108-110.
5. CHIEN C T，LEE F J，LUK H N，et al. Anesthetic management for cesarean delivery in a parturient with exacerbated hemophagocytic syndrome[J]. Int J Obstet Anesth，2009，18（4）：413-416.

（李　昕　池　萍）

病例 16　妊娠合并抗磷脂综合征患者剖宫产手术的麻醉

病历摘要

【基本信息】

患者，女，29 岁，主因“停经 36^{+4} 周伴乙型肝炎表面抗原阳性”入院。患者 G4P0，3 次稽留流产史，预产期是 2016 年 1 月 21 日。平素月经规律，5/30 天，末次月经时间是 2015 年 4 月 14 日，停经 30 余天查尿 HCG 阳性，早孕反应轻微，孕早期无感冒发热及不良因素接触史。孕期化验标准化 dRVVT 比值升高，外院诊断为抗磷脂综合征，口服阿司匹林及泼尼松，注射肝素治疗，阿司匹林入院前 1 周停药，目前肝素 1 支每日 1 次，皮下注射治疗。6 周前因羊水少入院行补液治疗。孕晚期血压正常，无头晕、头痛、视物模糊等不适。体检发现乙肝病毒表面抗原阳性，孕 18 周查 HBV-DNA 1.32×10^8 IU/L，孕 28 周口服替比夫定 600 mg，每日 1 次。复查 HBV-DNA 2.48×10^5 IU/L。无厌食、乏力等不适，肝功能正常。否认高血压、糖尿病等慢性病史。否认手术及输血史。无药物过敏史。

【体格检查】

体温 36.6 ℃，血压 110/70 mm Hg，心率 84 次 / 分。神志清，皮肤、巩膜无黄染，肝掌（–），心肺听诊（–），双下肢无水肿。

【辅助检查】

术前化验提示血型为 O 型（+）。WBC 10.21×10^9/L，PLT 165×10^9/L，HGB 102 g/L，PT 10.1 s，INR 0.9，APTT 28.6 s，FIB 4.44 g/L，TT 11.4 s，ALT 19.8 U/L，AST 24.4 U/L，ALB 34.1 g/L，Cr 42.4 μmol/L。尿蛋白（–）。

ECG 正常。彩超（外院）提示单活胎，头位。

【诊断】

抗磷脂综合征；G5P1，$G36^{+4}W$，左枕前胎位；HBV 携带。

【治疗】

（1）实施手术名称：子宫下段剖宫产术。

（2）麻醉管理：患者入室无创血压 120/84 mmHg，心率 82 次 / 分，SpO_2 99%（吸空气）。因阿司匹林停药 1 周，最后一次肝素治疗在 24 小时前，患者行左侧卧位 $L_3 \sim L_4$ 腰硬联合麻醉。腰麻给予 0.5% 丁哌卡因 10 mg，平躺 5 分钟后疼痛麻醉平面达 T_5，麻醉效果满意，置入硬膜外导管顺利。麻醉后静脉间断给予去氧肾上腺素每次 40 μg 维持血流动力学稳定。术中以左枕前胎位娩出一女活婴，娩出过程顺利，新生儿生后无窒息。胎儿娩出后给予宫体注射缩宫素 10 U，静脉点滴 10 U，宫缩欠佳，给予按摩子宫，并宫体注射卡前列素氨丁三醇（欣母沛）250 U 后宫缩好。宫腔有活动性出血，在双侧子宫动脉上行支结扎后出血减少，宫腔内放置水囊压迫。手术时间 50 分钟，麻醉时间 62 分钟。术中出血量约 1000 mL，输注羟乙基淀粉 1000 mL，乳酸钠林格 500 mL。术中维持血压稳定于 102 ～ 130/74 ～ 82 mmHg，心率 62 ～ 94 次 / 分，SpO_2

100%（面罩吸氧 6 L/ 分钟）。手术结束后拔出硬膜外导管，返回病房。术后第 1 天，全血细胞分析提示 WBC 11.99×10^9/L，PLT 150×10^9/L，RBC 2.5×10^{12}/L，HGB 76 g/L。术后第 6 天好转出院。

病例分析

1. 抗磷脂综合征的临床表现及治疗

主要表现是血栓事件、习惯性流产，但也有很多其他临床表现，会累及多个脏器。对于已有不良妊娠历史而再怀孕时，不能用华法林。阿司匹林联合低分子肝素是必需的。抗磷脂综合征合并妊娠有子痫前期的风险，阿司匹林能有效降低子痫前期风险，因此，抗磷脂综合征合并妊娠患者服用阿司匹林获益明显。小剂量阿司匹林（75 mg/d）和未定量的肝素治疗复发性早孕和抗磷脂综合征可使早孕流产率降低 54%。阿司匹林和低分子量肝素对妊娠中的胎儿都是安全的。

2. 抗凝或抗血小板药物行区域麻醉的可行性

通过监测止血指标，可以评估患者行区域麻醉的风险性（表 16-1），但是对于应用抗血小板药和新型口服抗凝药等患者，还需结合患者病情和药物特点进一步评估。

表 16-1 实验室检查与区域麻醉风险

实验室检查	正常值	风险低	需进一步个体评估
PT	11 ～ 14 s（INR 0.8 ～ 1.2）	INR ≤ 1.4	INR 1.41 ～ 1.7
APTT	25 ～ 37 s	正常值上限	超过正常值 1 ～ 4 s
PLT	（100 ～ 300）$\times 10^9$/L	＞ 80×10^9/L	（50 ～ 80）$\times 10^9$/L

注：以各医院正常值为准，仅供参考。

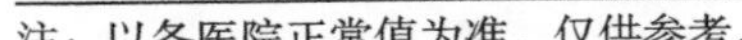

椎管内血肿会导致严重的不良后果。为了减少这种风险，需重点考虑两个时间点：阻滞前抗血栓药停药时间和阻滞后抗血栓药再次用药时间（表 16-2）。由于拔除硬膜外导管导致出血的风险不亚于穿刺时的风险，所以拔管前停药时间及拔管后再次用药时间可分别参考阻滞前停药时间及阻滞后再次用药时间，必要时结合凝血功能的检查做出选择。

表 16-2 常用抗血栓药区域阻滞前停药时间及阻滞后再次用药时间

	药物	阻滞前 / 拔管前需停药时间	椎管内留置导管期间用药	阻滞后 / 拔管后恢复用药时间
抗凝血酶药	普通肝素 预防 / 治疗	4 小时且 APTT 正常	谨慎	4 小时
	LMWH 皮下 预防	12 小时	谨慎	4 小时
	LMWH 静脉 治疗	24 小时	不推荐	4 小时
	华法林 口服	4 ～ 5 天且 INR ≤ 1.4	不推荐	立即恢复
	磺达肝癸钠 预防	36 ～ 42 小时	不推荐	6 ～ 12 小时
	磺达肝癸钠 治疗	避免阻滞 / 拔管	不推荐	12 小时
	利伐沙班 口服 预防（CrCl ＞ 30 mL/min）	18 小时谨慎置管	不推荐	6 小时
	利伐沙班 口服 治疗（CrCl ＞ 30 mL/min）	48 小时谨慎置管	不推荐	6 小时
	阿哌沙班 口服 预防	24 ～ 48 小时	不推荐	6 小时
	比伐卢定	10 小时且 APTT 正常	不推荐	6 小时
	阿加曲班	4 小时且 APTT 正常	不推荐	6 小时
	达比加群 口服 预防 / 治疗			
	（CrCl ＞ 80 mL/min）	48 小时避免置管	不推荐	6 小时
	（CrCl 50 ～ 80 mL/min）	72 小时避免置管	不推荐	6 小时
	（CrCl 30 ～ 50 mL/min）	96 小时避免置管	不推荐	6 小时
抗血小板药物	阿司匹林（无联合用药）	无须停药	无禁忌	无禁忌
	氯吡格雷（波立维）	7 天	不推荐	6 小时
	普拉格雷	7 天	不推荐	6 小时
	替卡格雷	5 天	不推荐	6 小时
	噻氯匹定（抵克力得）	14 天	不推荐	
	替罗非班	8 小时且 PLT 功能正常	不推荐	6 小时
	依替巴肽	8 小时且 PLT 功能正常	不推荐	6 小时
	阿昔单抗	48 小时且 PLT 聚集正常	不推荐	6 小时
	双嘧达莫	无须停药	无禁忌	6 小时
纤溶药物	阿替普酶，阿尼普	10 天	不推荐	10 天
	瑞替普酶，链激酶	10 天	不推荐	10 天
中草药	大蒜、银杏、人参	无须停药	无禁忌	无禁忌

笔记

阿司匹林：大量研究已证明，单独服用阿司匹林不增加施行椎管内麻醉的出血及血肿形成风险。尽管如此，未停用阿司匹林的患者行椎管内麻醉时，应该尽可能减少穿刺次数和损伤，术中严格控制血压，术后密切监测周围神经功能。谨慎起见，心脑血管事件低危的择期手术患者在术前宜考虑停用阿司匹林。当阿司匹林与其他 NSAIDs、氯吡格雷、华法林、低分子量肝素或肝素合用时，患者接受区域麻醉时出血风险增加。

普通肝素：如果患者应用低于 5000 U 预防剂量的普通肝素，该类患者行区域阻滞的出血风险较低。大于 15 000 U 普通肝素会导致出血风险明显增加。无论是皮下预防还是静脉治疗剂量，都应在行椎管内麻醉前 4 小时停用并监测 APTT 正常。期间严密监测是否有进展为椎管内血肿的指征，应保持高度警惕。使用肝素时有可能出现肝素诱导的血小板减少症，肝素使用超过 4 天，则在椎管内阻滞和撤管前需检查血小板计数。

病例点评

合并抗磷脂综合征的孕妇行剖宫产麻醉时，需充分评估抗磷脂综合征的临床表现及系统受累情况、有无血栓形成、治疗方案等。根据术前停用抗血小板和抗凝药物时间、术前的凝血相关检查和血小板计数，合理选择麻醉方式。如患者血小板计数低下，使用全身麻醉也是一种比较安全的方式。

参考文献

1. 中华医学会麻醉学分会 . 中国麻醉学指南与专家共识（2017 版）[M]. 北京：人民卫生出版社，2017.

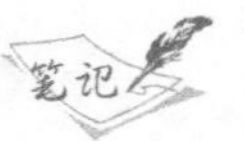

（张本厚　池　萍）

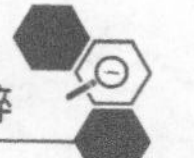

病例 17　凶险性前置胎盘合并失血性休克患者剖宫产手术的麻醉

病历摘要

【基本信息】

患者，女，29 岁，主因“G2P1，孕 34^{+2} 周，中央型前置胎盘”入院。1 年前在外院行剖宫产术。既往体健，否认过敏史。

【体格检查】

体温 36.8 ℃，血压 160/95 mmHg，心率 98 次 / 分，呼吸 20 次 / 分，意识淡漠，双肺呼吸音清，未闻及干、湿性啰音，心律齐，未闻及杂音，腹软，无压痛及反跳痛。无规律宫缩，双下肢轻度水肿。

【辅助检查】

入院后化验 HGB 87 g/L，肝功能 ALT 44.0 U/L，AST 31.3 U/L，TBIL 19.4 μmol/L，DBIL 5.7 μmol/L，ALB 45.0 g/L，GLB 25.5 g/L，BUN 3.01 mmol/L，Cr 53.6 μmol/L。凝血功能：PT 12.2 s，PTA 70%，FIB 0.8 g/L。术前 B 超：中央型前置胎盘，胎盘与膀胱结合处血流丰富，胎儿死亡。

【诊断】

G2P1，G34^{+2} W；中央型前置胎盘伴胎盘植入；胎膜早破；贫血；低蛋白血症；慢性乙型肝炎。

【治疗】

（1）实施手术名称：子宫下段剖宫产术。

（2）麻醉管理：患者入室后开放静脉通路，心电监护：心率 101 次 / 分，无创血压 110/80 mmHg，血氧饱和度 95%，给予面罩吸氧。在局麻下行左侧桡动脉穿刺置管测动脉压及右侧颈内静脉穿刺输液，并监测中心静脉压。麻醉诱导药物：咪达唑仑 3 mg，舒芬太尼 20 μg，依托咪酯 15 mg，顺阿曲库铵 18 mg，待肌肉松弛后经口明视下行气管插管，连接麻醉机进行辅助通气。

手术进行至人工剥离胎盘时出现大出血，出血量约3000 mL，考虑胎盘植入，此时患者动脉血压降至 75/50 mmHg，心率 125 次 / 分，血氧饱和度未测出。因患者 1 年前有过剖宫产史，盆腔粘连非常严重，同时术野创面广泛渗血，产科医生和患者家属充分沟通后，行子宫切除术。

术中立刻进行输血输液，并间断泵注去氧肾上腺素、多巴胺等血管活性药物，术中血气分析：K^{+} 5.6 mmol/L，Ca^{2+} 0.9 mmol/L，BE –5 mmol/L，分次给予 5% 碳酸氢钠 250 mL，氯化钙 1 g。术毕时各项指标恢复至正常水平，患者清醒拔管回病房。

病例分析

1. 凶险性前置胎盘的定义及诊断方法

凶险性前置胎盘为既往有剖宫产史，此次妊娠为前置胎盘，且胎盘附着于原子宫瘢痕部位，可能造成严重的产后出

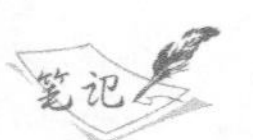

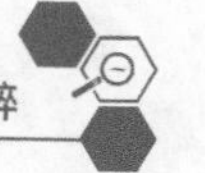

血、弥散性血管内凝血，以及其他严重并发症。超声检查和磁共振成像是目前的产前诊断技术。超声诊断可以明确前置胎盘，对前置胎盘的早期阶段进行分类，并且能够初步检查胎盘位置与子宫切口的关系。准确的产前诊断是影响治疗结果的重要因素之一，对胎盘植入的诊断不充分或过度诊断均可导致一系列严重后果。

2. 剖宫产中常用的血管活性药物

去氧肾上腺素（苯福林、新福林或苯肾上腺素）：对 α 受体有强大的兴奋作用，对 α_1 受体的激动作用远大于 α_2 受体，作用较弱而持久，毒性小，使收缩压和舒张压升高，可反射性兴奋迷走神经，减慢心率，降低心肌氧耗，起到心肌保护作用。如产妇不存在心动过缓，推荐其作为首选用药之一。推荐用法：静脉 50 ～ 100 μg 缓慢注射。

盐酸甲氧明：高选择性 α_1 受体激动剂，仅激动外周血管 α_1 肾上腺素能受体，可使收缩压及舒张压同时升高，又能减慢心率，降低心肌氧耗，起到心肌保护作用。如产妇不存在心动过缓，推荐其作为首选用药之一。推荐其用法：静脉 2 ～ 3 mg 缓慢注射。

麻黄碱：直接兴奋 α、β 受体，也可促使去甲肾上腺素神经末梢释放去甲肾上腺素而产生间接作用，从而提升血压。其缺点是心率增快、心肌耗氧增加，可增加新生儿酸血症的发生率。推荐用法：酌情静脉注射 5 ～ 15 mg。

3. 凶险性前置胎盘术前评估的侧重点

孕期产检情况，如孕期出血史及贫血情况，前置胎盘位

置，是否合并胎盘植入，术中预计出血量；相关的产科病史，如既往手术、麻醉、输血史，既往孕产史包括第一胎生产情况、胎儿血型及发育情况等；实验室检查，如血、尿生化和凝血等常规检查，应重视 PLT、FIB、PT、APT 等 DIC 初筛试验情况；术前备血情况，包括血型检测、抗体筛查及相关交叉配血检验；体格检查，如气道评估，是否有气道充血水肿，Mallampati 分级，是否有颈短、牙齿松动等，综合评估插管条件；心肺功能检查，如基础血压及循环功能状态评估，肺功能变化及血气分析结果。另外，应重视预防误吸性窒息和肺炎，如术前禁食、禁饮 6 小时，必要时术前 30 分钟口服或静脉注射 H_2 受体拮抗剂。

4. 凶险性前置胎盘常伴有胎盘植入，其手术和麻醉需要注意的问题

一旦发生凶险性前置胎盘伴胎盘植入时，最关键的问题就是如何减少大出血。新兴的球囊导管阻断技术根据不同的具体情况阻断不同的动脉，能够较好地控制出血。回收式自体血回输也是近几年的研究热点，最新的研究指出在出血量较大、血源紧张、危及生命等情况下可以启动回收式自体血回输，尚未有明显不良反应的报道，这个方法可以节约大量异体血的输注，在抢救中也发挥了很大作用。

病例点评

本例患者病情危重，术中出血多且急，在手术开始前迅速建立 2 条以上静脉通路，保证静脉输液通畅，并估计术中出血

量，保证血源的充足供应，避免术中因血源不足而错过抢救的最佳时机。麻醉处理的关键点在于，纠正低血容量状态，维持血流动力学平稳，保证重要脏器的有效灌注，预防急性脑水肿、肺水肿及肾衰竭等严重并发症的发生。

参考文献

1. 邓小明，姚尚龙，于布为，等 . 现代麻醉学 [M]. 4 版 . 北京：人民卫生出版社，2014.
2. 王英伟，李天佐 . 临床麻醉学病例解析 [M]. 北京：人民卫生出版社，2018.
3. 马国平，高倩 . 浅谈低血容量休克的液体治疗 [J]. 中华医药杂志，2010，10（4）：465.
4. COMMITTEE ON OBSTETRICE PRACTICE. Committee opinion no.529：placenta accrete[J]. Obstet Gynecol，2012，120（1）：207-211.
5. COLLINS P W，BELL S F，DE LLOYD L，et al. Management of postpartum haemorrhage：from research into practice，a narrative review of the literature and the Cardiff experience[J]. International Journal of Obstetric Anesthesia，2018，37：106-107.
6. SHIELDS L E，SMALARZ K，REFFIGEE L，et al. Comprehensive maternal hemorrhage protocols improve patient safety and reduce utilization of blood products[J]. American Journal of obstetrics and gynecology，2011，205（4）：368. e1-8.
7. ADNAN N，CONLAN-TRANT R，MCCORMICK C，et al. Intramuscular versus intravenous oxytocin to prevent postpartum haemorrhage at vaginal delivery：randomised controlled trial[J]. British Medical Journal，2018，362：k3546.
8. LAMBERT P，NGUYEN T H，MCEVOY C，et al. Quality of oxytocin ampoules available in health care facilities in the Democratic Republic of Congo：an exploratory study in five provinces[J]. Journal of Global Health，2018，8（2）：020415.

（李沛函　池　萍）

病例18　乙型肝炎患者产后出血致失血性休克剖腹探查术的麻醉

病历摘要

【基本信息】

患者，女，28岁，有乙肝病史，因“G4P1 G40W左枕前胎位，胎膜早破，规律宫缩，HBV携带”入院。

产程进展迅速，以枕前位自然分娩一女性活婴，常规缝合会阴Ⅱ度裂伤伤口，出血150 mL，子宫收缩欠佳，给予卡孕栓1 mg舌下含服，阴道仍有出血，给予按摩子宫＋卡贝缩宫素＋卡前列素氨丁三醇（欣母沛），阴道持续有活动性出血，且出血汹涌，速度快，患者血压下降至90/60 mmHg，心率增快至120次/分，给予抗休克、补液、输血治疗，病情进展迅速，宫腔持续出血、量较多，阴道出血约2000 mL，给予宫腔内放置水囊压迫止血，效果欠佳，拟手术止血。

【体格检查】

患者意识模糊，呈烦躁状态，重度贫血貌，皮肤及黏膜无出血点，叹气样呼吸，呼吸19次/分，心律齐，脉搏细速约126次/分，未闻及明显干、湿性啰音。腹膨隆，宫底触诊不清，阴道见鲜红色血液流出。

【辅助检查】

术前化验检查血常规：WBC 25.78×10^9/L，N% 91.5%，

HGB 99 g/L，HCT 30.5%，PLT 192 × 10^9/L。凝血项：PT 未凝集，PTA 未凝集，APTT 未凝集，FIB ＜ 0.35 g/L。血生化：ALT 16.3 U/L，TBIL 6.7 μmol/L，TP 56.9 g/L，ALB 27.4 g/L，Cr 59.8 μmol/L。

心电图：窦性心动过速，120 次 / 分，心律齐。

【诊断】

G4P2，G40W，左枕前胎位，自娩一女活婴；胎膜早破；产后出血；软产道损伤；失血性休克；凝血功能障碍；HBV 携带；低蛋白血症；轻度贫血。

【治疗】

（1）实施手术名称：剖腹探查止血术。

（2）麻醉管理：患者产后出血汹涌，呈失血性休克状态，请麻醉科专家术前会诊，床旁看患者，给予超声引导下右侧颈内静脉穿刺置管，患者病情迅速恶化，给予氧气袋面罩加压给氧，加压输血，平车自产房转运至手术室，入手术室后给予心电监护：血压 82/40 mmHg，心率 126 次 / 分，开放上肢两条外周静脉，静脉给予甲氧明、依托咪酯、顺阿曲库铵、舒芬太尼后行气管插管顺利，机械通气，吸入空气氧气混合气，调节呼吸参数，维持氧合指数逐渐大于 300。术中持续泵入丙泊酚、瑞芬太尼及吸入七氟醚维持麻醉。行右侧桡动脉穿刺置管顺利，给予右侧锁骨下静脉穿刺置管，持续监测 CVP、BIS、体温、血气、电解质及测定 ACT，TEG 监测围术期凝血功能的变化。术中持续泵注去甲肾上腺素，并间断推注多巴胺维持循环稳定，应用乌司他丁、奥美拉唑、甲泼尼龙进行器官保

护，纠正血气、电解质、酸碱等内环境紊乱，输入红细胞、晶体液、胶体液补充血容量及纠正贫血，术前常规实验室检查已提示患者处于低凝状态，术中输入新鲜冰冻血浆、血小板、纤维蛋白原、凝血酶原复合物、重组人凝血因子Ⅶa（诺其）、氨甲环酸等改善凝血功能，术中用暖风机控制体温在正常范围。手术持续5小时20分钟，术者进行宫颈裂伤缝合术+双侧子宫动脉上行支结扎术+阴道壁裂伤缝合术。术中输入胶体液1800 mL，晶体液2100 mL，红细胞4400 mL，血浆1400 mL，血小板200 mL，白蛋白500 mL，纤维蛋白原7 g，重组人凝血因子Ⅶa（诺其）1 mg，术中共出血8000 mL，尿量280 mL。术毕患者带气管导管回ICU，术后第1天，腹腔引流量明显减少，阴道未见血性分泌物。凝血指标恢复正常，术后第2天转回普通病房继续接受治疗，术后第7天患者恢复良好，顺利出院。

病例分析

产后出血是我国孕产妇死亡的首要原因，是产科极为凶险的疾病。发病率占分娩总数的2%～3%，其导致的失血性休克易伴发DIC、多器官功能障碍，是产科常见的并发症之一。发病快，病情进展迅速，如处理不及时将危及生命。

产后出血所致失血性休克与各科的休克过程大体相似，但又有其特殊性，产妇血液处于高凝状态，失血性休克更容易诱发DIC，孕期垂体充血肥大，休克时间长可引起席汉综合征等严重并发症。其治疗应包括止血和纠正休克两个方面，以恢复

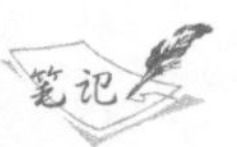

血容量，改善组织、器官的血流灌注，使正常代谢功能得以恢复。临床上应早诊断、早治疗，及时去除病因，及时结扎子宫动脉，必要时切除子宫。

该例患者的特殊之处在于，我们对患者进行传统的液体复苏，成分输血，改善组织灌注，器官保护及体温管理等一系列复苏措施的同时，运用 TEG 对该患者的凝血功能进行监测，并结合常规传统实验室凝血项检查共同指导各种凝血物质的补充。该例患者因出血迅猛，血小板及凝血因子大量丢失，结合患者术前传统实验室凝血检查结果，均显示未凝集，纤维蛋白原极低，积极补充新鲜冰冻血浆及纤维蛋白原。TEG 能够反映血栓形成及降解的凝血过程全貌。在该例患者入室后监测 ACT 为 239 s，提示内源性肝素生成增多，间断少量推注鱼精蛋白共 100 mg 后复查 ACT 缩短至 125 s，术中 TEG 结果（图 18-1、图 18-2）显示：R 值 9.4 分钟，K 值无法确定，Angle 25.2°，MA 值 11.4 mm，EPL 61.4%，LY30 61%，分别提示患者凝血因子、纤维蛋白原、血小板功能均低于正常，且 LY30 ＞ 7.5% 或 EPL ＞ 15% 均可以提示该患者在低凝状态同时存在原发性纤溶亢进。术中抽取静脉血做普通凝血项化验检查，结果显示：PT 18.6 s，PTA 49%，APTT 60.5%，FIB 1.2 g/L，D-dimer 67 433 μg/mL，FDP 350.65 mg/L，AT 活性 25%。结合 TEG 及传统凝血项检查两项结果提示患者原发性纤溶亢进，并及时给予氨甲环酸、血浆、血小板、纤维蛋白原、凝血酶原和血液制品对症治疗。另外，该患者 D-dimer 为 67 433 μg/mL，研究表明 D-dimer 特异性较低，在多种情况下均可出现升高。

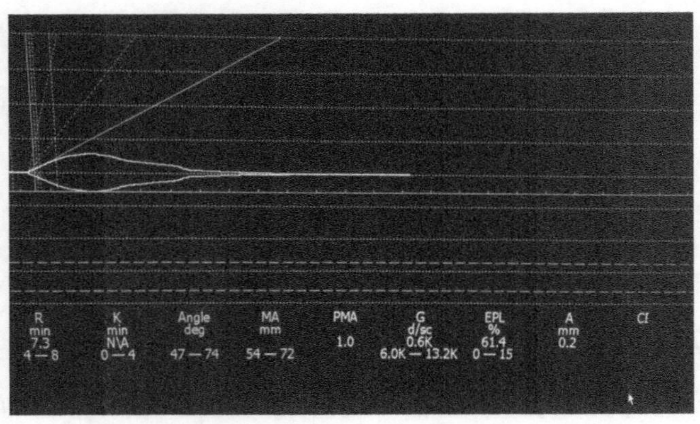

图 18-1　术中患者 TEG 结果（高岭土杯）

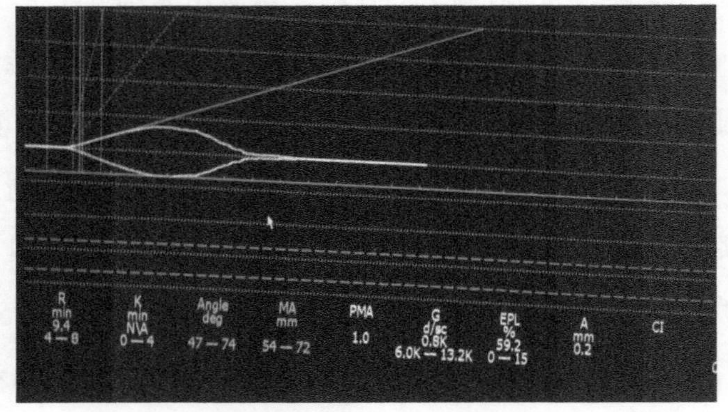

图 18-2　术中患者 TEG 结果（肝素酶杯）

病例点评

妊娠期间，孕妇肝脏负担增加，合并 HBV 感染时，HBV 通过免疫机制损伤肝脏细胞，使得肝脏合成、代谢等多方面功能受损，代偿能力下降，容易对妊娠结局产生不良影响，严重影响母婴健康。妊娠晚期肝脏凝血因子合成障碍易致产后出血，在慢性肝病患者中常规凝血监测指标（血小板计数和凝血项）常处在正常水平，但这些指标并不能真实反映慢

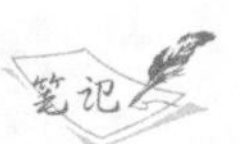

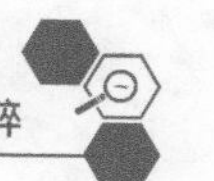

性肝病患者体内的出凝血平衡情况，产后出血的发生率明显高于正常产妇。本例患者产后早期系软产道损伤出血，但因肝脏代偿功能有限，很快出现凝血功能障碍，发生出血性休克。

产后出血性休克患者救治措施如下。①病因治疗：手术彻底止血，采用多种联合措施如介入栓塞等，提高止血效果。②抗休克治疗：容量治疗及应用血管活性药物，改善组织器官的灌注及氧合，纠正水、电解质及酸碱平衡紊乱，保护重要器官的功能。③改善和促进凝血功能恢复，凝血功能的监测和调控是救治出血性休克及 DIC 的重要环节，TEG 能反映凝血和纤溶的全过程，特别是具有测定血小板功能、鉴别纤溶亢进的类型、测定肝素类因子对凝血功能的影响等优势，比传统凝血实验室检查更敏感、更精确，有利于指导成分输血，有效纠正凝血功能障碍。④围手术期多学科团队合作对提高抢救患者成功率至关重要。

参考文献

1. 次仁卓玛 . 产后出血的临床分析及预防 [J]. 西藏医药，2014，35（4）：49-50.
2. 王存爱 . 产后出血的影响因素分析及预测 [J]. 医学理论与实践，2015，28（21）：2965-2966.
3. SENTILSES L，MERLOT B，MADAR H，et al. Postpartum haemorrhage：prevention and treatment[J]. Exp Rev Hematol，2016，9（11）：1043-1061.
4. LIER H，SCHLEMBACH D，KORTE W，et al. The new German guideline on postpartum haemorrhage（PPH）：essential aspects for coagulation and circulatory therapy[J]. Anasthesiol Intensivemed Notfallmed Schmerzther，2016，51（9）：526-535.
5. VERMA N，WILLEKE P，BICSÁN P，et al. Age-adjusted D-dimer cut-offs to

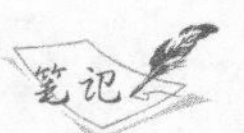

diagnose thromboembolic events：validation in an emergency department[J]. Med Klin Intensivmed Notfmed，2014，109（2）：121-128.

6. 赵志强，庞秋梅，魏宏. 妊娠合并乙肝病毒感染及病毒携带者对分娩预后的影响[J]. 河北医药，2017，39（16）：2496-2498.

（吕文斐　池　萍）

病例 19　完全性前置胎盘合并穿透性胎盘植入 HBV 携带产妇剖宫产手术的麻醉

病历摘要

【基本信息】

患者，女，28 岁，身高 158 cm，体重 80 kg，孕 2 产 1，因“停经 35^{+3} 周，阴道出血 8 小时”入院。超声检查发现：完全性前置胎盘、胎盘植入膀胱。2012 年于外院行剖宫产术娩一足月成熟健康女婴。配偶体健，平素月经规律。

【体格检查】

宫高 35 cm，腹围 105 cm，左枕前胎位，胎心 140 次 / 分，触诊未发现明显宫缩。

【辅助检查】

（1）术前：定期产检，唐氏筛查示低风险，无胎儿畸形及 OGTT 检查报告；外院血化验检查示 HBV-M 1，3，5（+），ALT 130.9 U/L，AST 107.9 U/L，HGB 87 g/L；超声示胎盘前壁，右侧壁Ⅱ级，膀胱充盈欠佳，胎盘下缘完全覆盖宫颈内口（完全前置胎盘），胎盘中下段内可见多处低至无回声，胎盘与膀胱血流丰富（胎盘植入可能）。

（2）术中 TEG 检测结果见图 19-1、图 19-2。

实线：术中结果，R 4.8 分钟，k 1.8 分钟，Angle 66.2° ，MA 57.8；
虚线：出室前结果，R 5.2 分钟，k 2.5 分钟，Angle 61.0° ，MA 58.5。

图 19-1　术中半小时 TEG 结果

图 19-2　术中 3 小时 TEG 结果

（3）术中、术后生命体征和实验室检查资料见表 19-1。

表 19-1　生命体征和实验室检查资料

	术前	术中	术后			
			1 小时	1 天	2 天	7 天
HR（次 / 分）	81	120	75	80	80	79
SBP（mmHg）	120	75	110	105	110	120
DBP（mmHg）	75	35	70	60	55	78
SpO_2（%）	98	100	100	98	97	98
WBC（$\times 10^9$/L）	8.27	36.93	20.72	16.81	9.11	10.84
HGB（g/L）	87.0	37	87	73	79	96
PLT（$\times 10^9$/L）	235.0	159	104	112	112	326
PT-INR	0.9	1.18	1.16	1.07	0.81	0.87
APTT（s）	25.3	37.4	30.3	28.3	18.8	27.1
FIB（g/L）	4.02	1.48	1.44	1.47	2.9	3.42
ALB（g/L）	35.5		19.5	24.8	28.3	40.2
UREA（mmol/L）	1.73		2.24	2.84	4.19	2.5
Cr（μmol/L）	32.4		41.6	46.1	42.6	43.3
Na^+（mmol/L）	135.7	135	144.5	143.2	142.1	138
K^+（mmol/L）	4.02	7.3	4.11	3.85	3.54	3.51

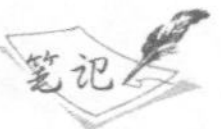

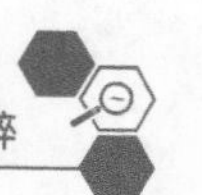

续表

	术前	术中	术后			
			1 小时	1 天	2 天	7 天
Cl^-（mmol/L）	105.4	103.2	107.4	105.1	105.2	104.5
LA（mmol/L）			8.27	3.14		

注：HR，心率；SBP，收缩压；DBP，舒张压；SpO_2，血氧饱和度（外周）；WBC，白细胞；HGB，血红蛋白；PLT，血小板；PT-INR，凝血酶原国际标准化比率；APTT，部分活化凝血酶原时间；FIB，纤维蛋白原；UREA，尿素氮；Cr，肌酐；LA，乳酸。

【诊断】

完全性前置胎盘，胎盘植入，胎盘早破，贫血；慢性乙型病毒性肝炎。

【治疗】

（1）实施手术名称：子宫下段剖宫产术、子宫次全切除术、膀胱子宫粘连松解术。

（2）麻醉管理：患者入手术室，开放 2 条外周静脉通道，神志清晰，血压 116/82 mmHg，心率 91 次 / 分，血氧饱和度 98%。麻醉给予丙泊酚、瑞芬太尼、顺苯磺酸阿曲库铵快速诱导，经口气管插管。麻醉维持给予丙泊酚、舒芬太尼、瑞芬太尼。胎儿娩出顺利，1 分钟、5 分钟 Apgar 评分分别为 7 分、10 分。术中可见子宫下段原切口处组织薄弱，胎盘附着于子宫下段前壁且向下延伸跨过瘢痕部位完全覆盖子宫颈口，胎盘与子宫粘连致密，从瘢痕部位向下至宫颈胎盘完全植入且穿透肌层，无法剥离，膀胱与子宫粘连致密，其间可见大量迂曲血管。泌尿科医生上台协助分离膀胱。胎儿娩出后经产科医生保守治疗后仍进行性出血达 3000 mL，且血不凝，考虑 DIC 可能，遂进行子宫次全切除术。

术中根据病情变化及时给予桡动脉、颈内静脉穿刺置管，

行有创监测及输血补液，间断给予麻黄素、多巴胺，并持续泵入小剂量去甲肾上腺素维持血流动力学稳定。术中血钾增高，达 7.3 mmol/L，给予氯化钙及葡萄糖胰岛素处理。术中总出血量 5000 mL，尿量 250 mL，全麻时间 4.5 小时，给予悬浮红细胞 2400 mL，冰冻血浆 1200 mL，纤维蛋白原 1.5 g，胶体液 2000 mL，晶体液 2350 mL。术中行 TEG 检测指导输血。术后患者转入 ICU 继续治疗，3 小时后拔出气管导管。2 天后转回妇科普通病房。

随访：11 天后出院。未见手术、麻醉相关严重并发症。

病例分析

穿透性胎盘植入是胎盘植入较罕见形式，胎盘穿透不仅侵犯整个子宫壁，甚至侵犯相邻器官，它使手术风险大大增加，常常需要切除子宫，病死率高达 7%，围术期常常发生大出血、感染、输尿管损伤、瘘管形成等并发症。导致胎盘植入的原因很多，但年龄、前壁胎盘、胎盘前置、流产史、终止妊娠史、剖宫产、子宫肌瘤剔除史是其主要原因，而穿透性胎盘植入随着剖宫产手术的增加而增加，我国剖宫产率一直远远高于西方发达国家，且随着国家二胎政策的施行，穿透性胎盘植入的发生率将大大增加。

穿透性胎盘植入行剖宫产手术时，手术过程凶险复杂，手术时间不确定，且极易发生 DIC 及失血性休克，本例患者还合并完全性前置胎盘，所以，全身麻醉是最佳的选择。此外，全身麻醉更利于围术期的管理，减少患者应激，便于术后恢复。

区域麻醉常常不能完全满足手术需要，且术中一旦出现DIC或大出血等情况时，往往需紧急中转全身麻醉，使抢救显得更加急迫。

术中大出血是最常见和棘手的问题，胎盘植入患者术中平均出血量为3630 ± 2216 mL，穿透性胎盘植入患者平均出血量为12 140 ± 8343 mL，可见充分的血液准备十分重要，有时甚至是抢救成败的关键。此外，纤维蛋白原下降是导致产后大出血的因素之一，而且出血量超过2000 mL时可能导致稀释性凝血功能下降。当发生大出血时，纤维蛋白原是首先被耗尽的凝血因子，从而导致凝血功能障碍。新鲜冰冻血浆（fresh frozen plasma，FFP）可用于增加纤维蛋白原的浓度。然而，当大出血状态持续存在时，给予FFP不能有效地增加纤维蛋白原的浓度，此时可考虑直接给予纤维蛋白原。此外，大出血导致白蛋白持续降低，从而加重组织水肿，所以术中给予补充白蛋白仍有必要，也能起到扩容的作用。大量给予FFP时需考虑发生急性肺损伤的可能。当患者肝炎合并肝功能损伤时，急性大出血及手术创伤的打击，使体内白蛋白及凝血因子大量丢失，同时机体的合成能力下降，所以术后应适当地进行补充。

术中TEG检测能有效地指导成分输血。医院的血库常常告急，所以血液回收机在大出血手术时具有积极的作用，它不仅可减少异体输血，而且避免血钾浓度增高。但因为害怕羊水栓塞，在产科应用受到限制。同时，白细胞过滤器及血液回收装置在剖宫产手术中能减少羊水成分，且越来越多的证据显示其能安全用于剖宫产手术。

病例点评

面对穿透性胎盘植入手术，术前需要充分准备，一个配合有序的学科团队十分必要。产科医生、麻醉医生术前共同评估，术中果断处置，充分考虑患者潜在的危险性，如大出血、低血容量性休克、DIC、静脉血栓栓塞、子宫切除，甚至死亡等。在条件允许的情况下，提前组织血液科、血管科、泌尿外科、介入科等多科急救小组，将风险降到最低。

参考文献

1. FARANESH R，SHABTAI R，ELIEZER S，et al. Suggested approach for management of placenta percreta invading the urinary bladder[J]. Obstetrics and Gynecology，2007，110（2）：512-515.
2. SILVER R M. Abnormal placentation：placenta previa，vasa previa，and placenta accreta[J]. Obstet Gynecol，2015，126（3）：654-668.
3. SUMIGAMA S，ITAKURA A，OTA T，et al. Placenta previa increta/percreta in Japan：a retrospective study of ultrasound findings，management and clinical course[J]. J Obstet Gynaecol Res，2007，33（5）：606-611.
4. SUCHITRA P，GIRISH N. Adverse effects of plasma transfusion[J]. Transfusion，2012，52（1）：65-79.
5. DHARIWAL S K，KHAN K S，AUARD S，et al. Does current evidence support the use of intraoperative cell salvage in reducing the need for blood transfusion in caesarean section?[J]. Curr Opin Obstet Gynecol，2014，26（6）：425-430.

（罗　超　池　萍）

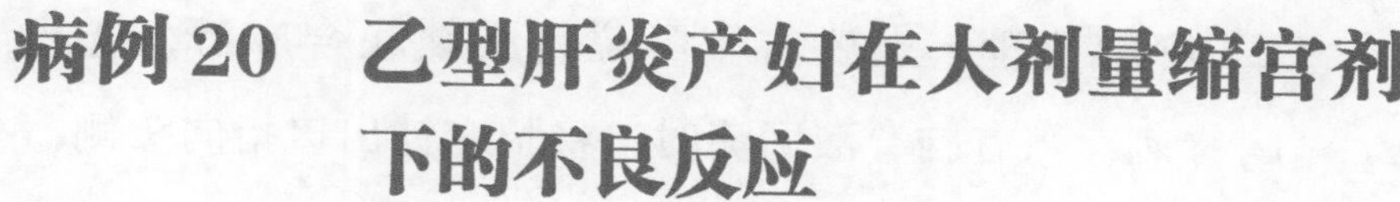

病例 20　乙型肝炎产妇在大剂量缩宫剂下的不良反应

病历摘要

【基本信息】

患者，女，29 岁，168 cm，68 kg，ASA Ⅰ级。因“乙肝病毒表面抗原阳性 15 年，停经 9 月余，下腹坠痛 1 天”于 2013 年 8 月 28 日入院。一般情况良好，心肺听诊（–），ALB 30.2 g/L，其他各项常规检查指标均正常，初产妇。有乙肝家族聚集现象，乙型肝炎 15 年，未见肝掌及蜘蛛痣，肝功能正常。否认有过敏、重大手术、外伤史。

【体格检查】

孕 9 个月，血压 102/70 mmHg，心率 76 次 / 分，血氧饱和度 97%，患者神智清楚，皮肤、巩膜无黄染，心肺听诊（–），双下肢无水肿。

【辅助检查】

肝、肾功能正常，凝血功能正常，心电图正常。

【诊断】

胎膜早破，引产失败。

【治疗】

（1）实施手术名称：子宫下段剖宫产术。

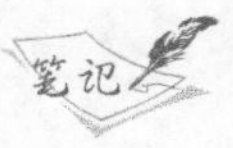

（2）麻醉管理：患者右侧卧位行腰硬联合麻醉，选择 L_2 ～ L_3 穿刺。当有脑脊液回流时，将腰麻针出口指向头侧，向蛛网膜下隙注射 0.5% 丁哌卡因 7.5 mg，抽出腰麻穿刺针后将硬膜外导管置入硬膜外腔 3 cm。固定硬膜外导管，预防性静脉注射 5 mg 麻黄碱后产妇改为仰卧位并左侧倾斜 15°，平面达到 T_8 后开始手术，在手术开始 4 分钟后顺利剖出一名女婴，Apgar 评分 9 分。在胎儿剖出子宫后即刻向子宫肌肉层注射缩宫素 20 U 及口含卡前列甲酯栓 1 mg，同时静脉入壶缩宫素 20 U。之后按摩子宫取出胎盘 2 分钟后又向子宫肌肉层注射卡前列素氨丁三醇 250 μg。产科医生继续按摩子宫及缝合子宫。血流动力学尚平稳。患者无不良主诉，在第一次卡前列素氨丁三醇给予 25 分钟后产科医生又向子宫肌肉层追加了卡前列素氨丁三醇 250 μg，此时患者主诉胸闷，表现烦躁不安，心率从 70 次 / 分骤降到 42 次 / 分，下降幅度 22 次 / 分（达到 40%），而血压从之前的 110/65 mmHg 升至 160/91 mmHg，收缩压上升幅度是 50 mmHg（达到 45%），舒张压上升幅度是 26 mmHg（达到 40%）。立即静脉注射阿托品 0.5 mg，2 分钟后心率恢复到 60 次 / 分，血压依然在 160/91 mmHg 左右。血压升高 15 分钟后逐渐开始回落到 110/70 mmHg。患者胸闷症状基本消失，无不良主诉。20 分钟后手术顺利结束。术后第 1 天随访，患者体温 37.2 ℃，血压、心率、心电图均正常，无任何不适症状，夜间睡眠好，未排气，未见麻醉相关不良并发症。

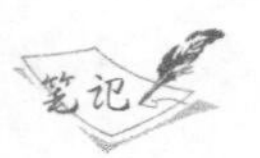

病例分析

妊娠期病毒性肝炎由于母体胎儿的营养及排泄使母体新陈代谢旺盛，而且孕期内分泌变化所产生的大量性激素如雌激素需在肝内代谢和灭活，均使得肝脏负担增大。加重的肝脏负担易使原有的肝脏病变恶化，而且分娩时的疲劳、出血、手术和麻醉等均加重了肝脏的负担，从而可使妊娠高血压疾病、产后出血等妊娠并发症的发生率增加，而且孕妇患肝炎，肝血流从非孕期占心排血量的35%降到28%，因此也将影响到缩宫素等缩宫剂药物的代谢。此外，肝功能也于非孕期略有变化，如人血清白蛋白降低，碱性磷酸酶增高等，因此，比起正常产妇对于药物耐受性更差。妊娠晚期由于肝凝血酶原等凝血因子合成障碍易致产后出血，在慢性肝病患者中常规凝血监测指标（血常规和凝血项）常处在正常水平，但这些指标并不能真实反映慢性肝病患者体内的出凝血平衡情况，因此，也无法准确预测患者的出血风险。其实此时已经有部分凝血因子合成在减少，如凝血因子Ⅷ等。该例患者在术前试产两次，分别在术前一日和手术当日在缩宫素下试产失败。因此，患者有两个宫缩乏力的高危因素，一个是试产失败导致的产程延长、滞产；另一个是患者患有15年的慢性肝病。正因为如此，产科医生在胎儿娩出肩后直接预防性地给予缩宫素40 U（子宫肌层20 U+入壶20 U）+口含卡前列甲酯栓的方法，但效果并不明显。2分钟后又追加了卡前列素氨丁三醇250 μg，此时患者尚无任何不适症状；而在25分钟后第二次追加卡前列素氨丁

三醇时患者即刻出现心血管不良反应，即出现血压升高、心率降低、心律失常等表现。卡前列素氨丁三醇为前列腺素 F2α 衍生物（15- 甲基前列腺素 F2α 氨丁三醇盐），可引起全子宫协调有力地收缩，对宫缩乏力导致的持续出血极为有效，有效率达 84% ～ 96%，3 分钟起效，30 分钟达作用高峰，可维持 2 小时。在第二次给予卡前列素氨丁三醇的时候正是第一次给予的卡前列素氨丁三醇的作用高峰。可能正因为如此卡前列素氨丁三醇的不良反应变得尤为突出，出现血压升高、心率降低、心电图显示二度二型窦房传导阻滞（突然出现一个无窦性 P 波的长间歇，长间歇为窦性周期 P-P 间期的 2 倍），其传导比例为 2 ：1。出现这种情况可能是多种原因叠加造成的，首先，卡前列素氨丁三醇在刺激妊娠子宫肌层收缩，类似足月妊娠末的分娩收缩的同时还可刺激胃肠道平滑肌和血管平滑肌的收缩。可能卡前列素氨丁三醇对血管平滑肌的强烈收缩导致第二次给予卡前列素氨丁三醇后引起患者持续 10 多分钟的高血压。其次，该例患者有 15 年慢性肝病史，已知产妇患肝炎，肝血流从非孕期占心排血量的 35% 降到 28%，而且该例患者的术前 ALB 30.2 g/L（正常值 40 ～ 55 g/L）较低，均导致了该例患者比正常产妇有更小的耐受性。再次，卡前列素氨丁三醇可引起迷走神经兴奋综合征，而在椎管内麻醉下的产妇可能更容易引起迷走神经兴奋综合征；另一方面卡前列素氨丁三醇还有加强其他缩宫药的作用，虽然第二次给予卡前列素氨丁三醇时缩宫素的作用可能已经很弱（缩宫素半衰期为 4 ～ 10 分钟），但卡前列甲酯栓（半衰期约为 30 分钟）和第一次给予的卡前列素氨丁三醇正处在作用高峰。因此，势必增加了这些缩宫剂

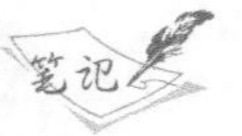

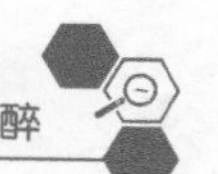

的心血管系统症状，尤其是在肝脏负担巨大的肝病产妇中表现得更为突出。缩宫素除了偶尔会引起恶心和呕吐外，很少有其他不良作用，而卡前列素氨丁三醇和卡前列甲酯栓作为前列腺素的衍生物有着前列腺素样不良反应，如恶心、呕吐、腹泻、头痛、体温升高、潮热、出汗、躁动不安、高血压和支气管痉挛等。在本院大多数肝病产妇麻醉中常见的不良反应为恶心、呕吐、胸闷和血压轻度升高。剧烈的心血管变化，甚至出现心律失常的患者并不常见，一旦出现，若不能及时发现并做出相应的措施，后果会很严重，甚至危及生命。因此，在产科医生再追加缩宫剂类药物时一定要注意不良反应的叠加效应，特别是对肝肾功能不全或有全身性慢性疾病等体质弱的患者尤其要给予足够的重视。在病毒性肝炎对胎儿、婴儿的影响方面，近年来的研究指出，肝炎孕妇流产、早产、死胎、死产和新生儿死亡发生率均较非肝炎孕妇高，其原因是 HBV 感染引起绒毛膜血管病导致绒毛结构的一系列变化，致使胎盘不能形成呼吸膜，影响母子间物质交换，从而引起胎儿窘迫、胎儿生长受限，甚至死亡，其发生与孕妇血清中 HBV-DNA 复制水平有关，因此在注意产妇的同时要做好抢救婴儿的准备，特别是伴有胎儿窘迫因素的患者。

病例点评

缩宫剂是剖宫产围术期常用的药物之一，在患者伴有心血管疾病或代谢系统疾病时，需要格外严密监测缩宫剂对产妇循环系统的影响。

参考文献

1. TABAK B A，TEED A R，CASTLE E，et al. Null results of oxytocin and vasopressin administration across a range of social cognitive and behavioral paradigms：evidence from a randomized controlled trial[J]. Psychoneuroendocrinology，2019，107：124-132.
2. 唐浩伦 . 妊娠合并乙型肝炎病毒感染对妊娠结局的影响 [J]. 实用妇科内分泌电子杂志，2017，4（35）：55-56.
3. 孙冬梅 . 产房内综合干预措施对慢性乙型肝炎产妇妊娠结局、哺乳及感染率的影响 [J]. 肝脏，2017，22（3）：285-286，291.
4. ZAYAS-GONZÁLEZ H，HERNÁNDEZ A G，MANZANO-GARCÍA A，et al. Effect of local infiltration with oxytocin on hemodynamic response to surgical incision and postoperative pain in patients having open laparoscopic surgery under general anesthesia[J]. Eur J Pain，2019，23（8）：1519-1526.
5. 袁海英，高娟，夏亚芳 . 不同剂量缩宫素联合卡前列素氨丁三醇对高危产妇剖宫产术后出血及血流动力学的影响 [J]. 中国医药，2018，13（10）：1567-1571.

（权哲峰）

病例 21　Rh 阴性急诊宫外孕患者的输血策略

病历摘要

【基本信息】

患者，女，21 岁，159 cm，50 kg，回族，新疆人。因“腹痛待查”于 2011 年 12 月 21 日急诊入院。ASA Ⅲ级。RPR（+），否认过敏史、手术史、外伤史、输血史。

【体格检查】

患者神志淡漠，问之可应答。心率 105 次 / 分，血压 85/50 mmHg，心肺听诊（–），腹部膨隆。

【辅助检查】

术前化验：血型 Rh（–）B 型，HGB 43.0 g/L。

【诊断】

腹腔内出血，失血性休克，异位妊娠。

【治疗】

（1）实施手术名称：左侧输卵管切除术。

（2）麻醉管理

1）术前准备：联系血库准备 Rh（–）B 型血，并上报科主任、医务处，做好自体血液回输的准备。与患者及其家属反复沟通，交代麻醉、输血及紧急情况下输 Rh（+）血可能发生

的各种意外和并发症，并详细记录。

2）麻醉方法：入手术室后开放静脉通路，常规监测心率、血氧饱和度及心电图，在局麻下行左侧桡动脉穿刺置管并监测血压，此时血压 118/60 mmHg，心率 126 次 / 分，床旁血气血红蛋白 3.7 g/L，意识淡漠，情绪烦躁。待自体血液回输仪、抢救设备、医护人员准备就绪，患者充分吸氧去氮，给予咪达唑仑 3 mg、舒芬太尼 20 μg/kg、罗库溴铵 50 mg、依托咪酯 20 mg 快速诱导气管插管。麻醉维持：静脉注射罗库溴铵 20 mg/h，舒芬太尼 4 μg/h，丙泊酚 2 ～ 3 mg /（kg•h），维持 BIS 值在 35 ～ 45。术中输注晶体液 500 mL，胶体液 1000 mL，5% 白蛋白 500 mL，自体血 780 mL，Rh（–）红细胞悬液 400 mL，血浆 400 mL，辅以血管活性剂维持血流动力学基本稳定。术毕床旁血气血红蛋白 48.0 g/L，患者带气管导管安返 ICU。

病例分析

1.Rh 血型

Rh 血型系统是仅次于 ABO 血型系统的重要血型系统，在具有高度多态性的同时，也具有高度的免疫原性。它与输血性溶血、自身免疫性溶血性贫血、胎儿及新生儿的溶血性疾病有密切关系。Rh 系统有 40 多种不同的抗原，其中 D 抗原是抗原性最强、最重要的抗原，临床上根据红细胞上是否存在 D 抗原分为 Rh（+）（含有 D 抗原）或 Rh（–）（不含 D 抗原）。

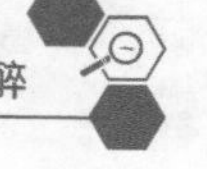

2. Rh（－）的民族及地域分布

血型是稳定的遗传性状，符合孟德尔遗传规律，民族血型分布各有其特点。中国人中，99% 以上为 Rh（+），新疆维吾尔族等少数民族 Rh（–）的分布为 5%，蒙古族人接近 1%，汉族人仅占 0.3%。总体来说，新疆地区的 Rh（–）人群分布较多。

3. Rh 血型的临床意义

Rh 血型系统没有天然抗体，缺乏 D 抗原的人血清中抗体的形成一般是通过输血、妊娠或人工免疫而产生。

Rh(–)患者如果体内没有抗 -D 抗体，在第一次输入 Rh(+)血液（红细胞）后，基本不会产生 Rh 血型不合，但由于抗原刺激机体产生抗体，当再次输入 Rh（+）血液时，含有该抗原的机体免疫系统就会迅速产生大量针对 D 抗原的抗体（抗 -D 抗体，可以通过抗体筛查和抗体鉴定试验检测）。如连续二胎母婴 Rh 血型不合的妊娠，很可能导致新生儿溶血病；输入的血液（红细胞）如果与患者血型不合，患者体内又有针对输入红细胞的抗体，就可能导致溶血性输血反应。

4. Rh（－）患者临床输血

（1）Rh（–）患者的输血政策

2000 年 6 月 1 日卫生部颁布的《临床输血技术规范》第 10 条规定“对于 Rh（D）阴性和其他稀有血型患者，应采用自身输血、同型输血或配合型输血”，表明 Rh（–）患者采用三种方法输血都符合政策，且安全、有效、科学；第 15 条规定“急诊抢救患者紧急输血时，Rh（D）检查可除外”。由此表明，急诊抢救输血可以不查 Rh 血型，也不存在必须输 Rh（–）血的问题。

（2）Rh（–）患者输血原则

1）Rh（–）患者红细胞的输注原则：①患者体内如果没有抗 -D 抗体，在非紧急抢救时输血，尽量输注 Rh（–）血，紧急情况下可以输配血相合的 Rh（+）血（红细胞），即“配合型输血”。②患者体内如果有抗 -D 抗体，在非紧急抢救时输血，必须输注 Rh（–）血；但在没有 Rh（–）血时，如失血已危及生命，应先输注 Rh（+）血挽救生命，之后再处理血管外溶血，但因缺乏政策依据，实施起来有违规之嫌。

2）Rh（–）患者血浆的输注原则：Rh（+）个体不可能对 Rh（–）红细胞产生抗体，所以给 Rh（–）患者输 Rh（+）供者的血浆很安全；但是，如果 Rh（–）患者有抗 -D 抗体，Rh（+）供者的血浆中有较多红细胞残存，就有可能导致程度不同的输血反应。

3）Rh（–）患者血小板的输注原则：血小板上没有 Rh 抗原，Rh（–）患者理论上不需要输 Rh（–）供者的血小板；但是，如果 Rh（–）患者有抗 -D 抗体，Rh（+）供者的血小板制剂中红细胞残留较多，有可能导致程度不同的输血反应。

5. Rh（–）血制品的输注原则

Rh（–）的红细胞在 4 ℃条件下只能保存 35 天，在过期前如果没有用于 Rh（–）患者，为了避免浪费可输给 Rh（+）患者。

6. Rh（–）患者围术期管理

（1）自体输血的应用：异体输血有传播疾病的风险；输注同型异体血也可引起免疫性输血反应，因此，有条件的患者可实行自体输血。输血方式包括贮存式自体输血；急性等容血液稀释式自体输血；回收式自体输血。

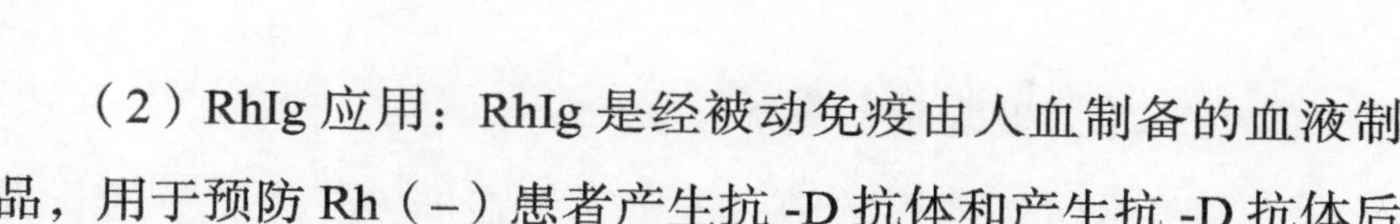

（2）RhIg 应用：RhIg 是经被动免疫由人血制备的血液制品，用于预防 Rh（–）患者产生抗 -D 抗体和产生抗 -D 抗体后导致与溶血相关疾病的预防性治疗。

7. 本例患者抢救体会

患者一共出血 4500 mL，对于一个体重只有 50 kg 的人来说，几乎将全身血液换了一遍，患者抢救成功，以下几点很重要。

（1）在得知患者情况后第一时间通知血库，寻找 Rh（–）B 型血，及时上报科室、医院，发动多方力量寻找血源。

（2）准备自体血液回输机，做好自体血回输的准备。

（3）熟知《临床输血技术规范》，知道在紧急情况下“配合型输血”也是合规的，申请 Rh（+）B 型血，以备不时之需。

（4）做好与患者及其家属的沟通，同时在各种知情同意书上记录完整，并在医务科备案。

病例点评

此例患者特殊、情况紧急，在做好充分准备的情况下，患者有惊无险，同时也提醒我们：

（1）临床用血时除做必要的常规检查外还应进行 Rh 血型及相应的抗体检测，以便输血科及时备好与 Rh 抗原类型相合的血液，避免因输血产生免疫性抗体，给患者再次输血带来困难。

（2）生命权优于一切，这种情况下需要和患者及其家属沟通、交代输 Rh（+）血可能发生的各种意外和并发症，并详细记录在《医患沟通记录》《输血治疗同意书》《麻醉治疗知情同

意书》上，并上报医院备案。

（3）多家机构在指南中对术中自体血回输在产科的应用提出了指导意见。例如，美国妇产科医生协会建议对产后出血或胎盘植入的患者使用术中自体血回输；美国麻醉医生协会建议在无法控制的产科大出血且缺乏库血时，或患者拒绝接受库血时使用术中自体血回输。英国国家卫生与临床优化研究所建议对前置胎盘或胎盘植入的患者使用术中自体血回输，同时联用白细胞过滤器。

（4）多学科的良好配合，麻醉科娴熟的患者管理能力，以及手术人员的稳健又不失迅速的手术技巧至关重要。

参考文献

1. 翟秀英 .Rh 血型常规检查在临床输血中的意义 [J]. 临床合理用药杂志，2015，8（10）：153-154.
2. 刘素敏，王红 . 乌鲁木齐市人群 ABO 和 Rh 血型分布调查 [J]. 临床血液学杂志，2011，24（2）：235.
3. KLEIN H G，ANSTEE D J. Mollison’s blood transfusion in clinical medicine. 12th ed. NJ USA：Wiley-Blackwell，2014：197-198.
4. 中华人民共和国卫生部 . 临床输血技术规范 [J]. 中国医院，2000，（6）：1-11.
5. 兰炯采 .Rh 阴性患者输血策略 [J]. 上海医药，2015，（12）：6-7，10.
6. 孟庆艳，陈贤华 .Rh 阴性患者的输血原则 [J]. 现代医药卫生，2013，29（7）：1115.
7. 阳福桂，王长奇，钟德和，等 . 自体输血的临床应用效果研究 . 国际检验医学杂志，2015，（36）21：3219-3220.
8. BENSON M D. A hypothesis regarding complement activation and amniotic fluid embolism[J]. Med Hypotheses，2007，68（5）：1019-1025.
9. MCDONNELL N J，KENNEDY D，LONG L J，et al. The development and implementation of an obstetric cell salvage service [J].Anaesth Intensive Care，2010，38（4）：492- 499.

（曹英浩）

病例 22　宫腔镜手术中急性肺水肿的麻醉

病历摘要

【基本信息】

患者，女，24 岁，因“引产刮宫术后月经未来潮 1 年”入院。入院诊断为继发性闭经（宫腔粘连），外阴赘生物，HBV 携带。拟手术治疗。既往无特殊病史，否认过敏史。

【体格检查】

体温 36.5 ℃，心率 70 次 / 分，呼吸 12 次 / 分，NBP 120/70 mmHg。患者神志清，皮肤、巩膜无黄染，心肺听诊(−)。

【辅助检查】

术前辅助检查无特殊。

【诊断】

继发性闭经（宫腔粘连），外阴赘生物，HBV 携带。

【治疗】

（1）实施手术名称：B 超监测下宫腔镜检查 + 宫腔粘连分离术 + 外阴赘生物切除术。

（2）麻醉管理：入室后 NBP 110/ 60 mmHg，心率 72 次 / 分，SpO_2 100%。行 BIS 监测。采用喉罩通气下全凭静脉麻醉。术中以 0. 9% 生理盐水作为膨宫液，膨宫压力为 130 mmHg。术初生命体征平稳，SpO_2 维持在 99% ～ 100%，手术进行约 100 分

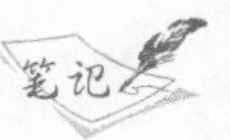

钟后，发现患者口角白色泡沫样分泌物流出，气道压增高，血压降至 90/45 mmHg，心率 95 次 / 分，SpO_2 100%，听诊双肺可闻及湿性啰音。立即加深麻醉，改换气管插管，行桡动脉穿刺，监测有创动脉血压，急查血气分析：pH 7.139，$PaCO_2$ 41.2 mmHg，PaO_2 175 mmHg，BE –15 mmol/L，Na^+ 149 mmol/L，K^+ 3.0 mmol/L，Ca^{2+} 0.85 mmol/L，HGB 8.2 g/L，GLU 4.1 mmol/L。检查结果提示患者同时存在严重代谢性酸中毒、低钾血症、低钙血症，立即给予呋塞米 5 mg 静脉推注，地塞米松 10 mg 静脉推注，氯化钙 1 g 静脉滴注，5% 碳酸氢钠 250 mL 静脉滴注，氯化钾 1 g 静脉滴注，5% 葡萄糖静脉滴注。通气模式采用 PEEP 4 mmHg。体表用热风毯加温。30 分钟后复查血气分析：pH 7.245，$PaCO_2$ 36 mmHg，PaO_2 120 mmHg，BE –12 mmol/L，Na^+ 145 mmol/L，K^+ 3.6 mmol/L，Ca^{2+} 1.11 mmol/L，HGB 9.2 g/L，GLU 6 mmol/L。术毕，患者带管返回 ICU。手术时间 120 分钟，术中膨宫液入量 26 000 mL，出量 22 000 mL；输液量 1250 mL，尿量 3100 mL，出血量 50 mL。

术后第 2 天拔除气管插管，转出 ICU，术后第 7 天出院。

病例分析

过度水化综合征又称急性水中毒，是指宫腔镜电切术中膨宫液体经手术创面大量吸收所引起的，以稀释性低钠血症及血容量过多为主要特征的临床综合征。其发生机制与泌尿外科的经尿道前列腺电切术（transurethral resection of prostate，TURP）综合征相同，被认为是宫腔镜手术严重的并发症之一，

其病情凶险，严重时可导致患者死亡。过度水化综合征是宫腔镜电切术少见的一种并发症，国外报道发生率为 0.20%，国内报道发生率为 0.17%。由于其发生率低，临床常被忽视。

过度水化综合征主要有以下临床表现。① 心力衰竭相关症状，如血压降低，中心静脉压升高，脉搏及心率减慢，脉压增宽，SaO_2 下降等。② 急性肺水肿相关症状，如胸闷、气促、咳嗽、咳泡沫痰等，肺部可闻及湿性啰音。③ 脑水肿引起的症状，如烦躁不安或表情淡漠、恶心、呕吐、头痛、视力模糊、意识障碍、呼吸表浅甚至出现抽搐或惊厥等。④ 肾功能不全表现，如少尿或无尿。⑤ 水、电解质、酸碱平衡紊乱，如单极电切用 5% 葡萄糖液作为膨宫液，会造成稀释性低钠、低钾血症；若用等离子电切术，膨宫液采用生理盐水，术中可出现严重代谢性酸中毒，合并稀释性低钾、低钙血症，但血钠正常或偏高，这与大量输注生理盐水出现的高氯血症性酸中毒相似。血生化检测提示血钠、血钾或血钙水平显著降低有助于诊断过度水化综合征。⑥ 糖代谢紊乱：主要表现为血糖升高，当膨宫液选用 5% 葡萄糖时，由于短时间内大量葡萄糖进入体内，超出胰腺代谢能力，可引起一过性血糖升高。

过度水化综合征是膨宫液体过量吸收所致，导致其发生的高危因素主要有以下几种。① 手术创面过大：如手术病灶较大、血管丰富，膨宫液可通过子宫壁巨大的手术创面开放血管吸收入体内。② 宫腔压力大：宫腔为一闭合腔隙，需要一定的宫腔压力才能较好地膨宫，暴露宫腔，宫腔内压与静脉压之间形成的压力差导致灌洗液通过手术创面开放的血管吸收入体内。③ 腹膜对膨宫液的吸收：输卵管口通常是闭合的，当宫

腔压力超过一定水平时，膨宫液体可通过开放的输卵管口进入腹腔而被腹膜吸收。④ 子宫穿孔：子宫穿孔的发生可导致大量膨宫液进入腹腔，进入腹腔内的膨宫液体可通过腹膜吸收入体内。⑤ 手术时间过长：如果宫腔镜手术时间长，手术创面长时间暴露于高压的膨宫液体，大量灌洗液会进入血液循环导致体内液体过度负荷。当宫腔镜手术时间超过 90 分钟，过度水化综合征的发生率将明显上升。该病例手术时间为 120 分钟，手术创面长时间暴露于高压的膨宫液中，使得大量膨宫液进入血液循环，导致患者发生过度水化综合征。

过度水化综合征的处理原则为吸氧、利尿、纠正电解质紊乱，防治肺水肿、脑水肿及心力衰竭。过度水化综合征一旦发生，应尽快停止手术。保证供氧，增加患者的潮气量，快速改善缺氧症状，以减轻对大脑的损伤。合并肺水肿时应用 PEEP 正压吸氧，可用 3 ～ 5 cmH_2O PEEP。利尿脱水是治疗过度水化综合征的首要措施，迅速排出过量吸收的灌注液，以减轻心脏负担及脑水肿、肺水肿。如有脑水肿征象，应使用甘露醇进行快速脱水治疗，同时给予白蛋白提高胶体渗透压。利尿药首选呋塞米，在利尿的同时注意补钾。及时纠正电解质紊乱，纠正低钠血症、低钾血症是抢救成功的关键。如发生充血性心力衰竭，可酌情采用洋地黄类药物强心，同时注意扩血管、利尿治疗，注意严格控制液体入量，建议监测中心静脉压指导输液。根据情况，酌情使用抗生素预防感染，还应注意监测患者体温，防止大量灌洗液引起的术中、术后严重低体温，预防术后苏醒延迟。该病例中，麻醉医生及时发现患者分泌物增加，迅速判断病情变化，改行气管插管保证氧合，PEEP 通气。行

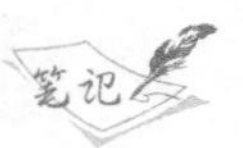

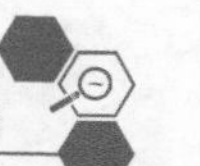

桡动脉穿刺监测血流动力学参数，急查血气，及时纠正电解质、酸碱失衡，利尿，物理升温预防低体温。及时有效地对症治疗，保证患者预后的良好。

病例点评

宫腔镜手术时膨宫液体可通过手术创面吸收，导致循环血容量增加，当手术时间长、宫腔压力高、子宫穿孔时更易发生过度水化综合征。加强术前准备、控制手术时间、减少膨宫液吸收有助于预防过度水化综合征的发生。术中密切监测生命体征，密切监测宫腔冲洗液出入量，在宫腔镜手术时间达30～60 分钟，可预防性静脉注射呋塞米 20 mg，以防止肺水肿的发生。利尿、补钠是过度水化综合征治疗成功的关键，过度水化综合征一旦发生，如能及时发现并正确处理，一般均可取得良好预后。

参考文献

1. MURTHY K，KOSHKINA O，MARCANTONIO A J，et al. Hyponatremia and fracture risk：a hospital - based case-control study[J]. Journal of the American Geriatrics Society，2015，63（8）：1699-1701.
2. KWO P Y. Management of hyponatremia in clinical hepatology practice[J]. Current Gastroenterology Reports，2014，16（5）：382.
3. YUMOTO T，SATO K，UGAWA T，et al. Prevalence，risk factors，and short-term consequences of traumatic brain injury-associated hyponatremia[J]. Acta Medica Okayama，2015，69（4）：213-218.

4. LEHRICH R W，ORTIZ-MELO D I，PATEL M B，et al. Role of vaptans in the management of hyponatremia[J]. American Journal of Kidney Diseases，2013，62（2）：364 - 376.
5. 黄伟，唐昱英，罗林丽，等 . 宫腔镜下子宫肌瘤切除术中急性肺水肿 1 例报告 [J]. 实用医院临床杂志，2016，13（3）：182-183.
6. 郝焰，卢丹 . 与膨宫液相关的宫腔镜并发症 [J]. 中国妇幼保健，2015，30（11）：1790-1793.

（马冬梅　池　萍）

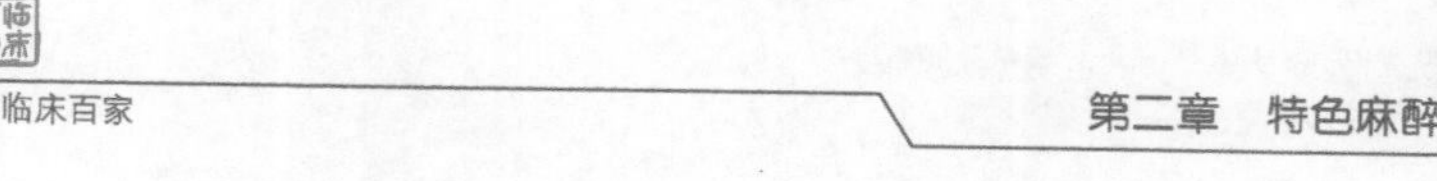

病例 23 AIDS 患者巨大睾丸肿瘤切除术中的麻醉

病历摘要

【基本信息】

患者，男，30 岁，主因“发现右下腹肿物 3 月余”，以“巨大睾丸肿瘤”收入院。既往有艾滋感染史，余无特殊病史。

【体格检查】

患者呼吸困难，半坐卧位，主向右倾。心率 106 次 / 分，NBP 132/82 mmHg，呼吸 24 次 / 分，SpO_2 96%（吸空气）。听诊双肺呼吸音粗，未闻及啰音，右下肺呼吸音弱，心前区未闻及杂音。腹部高度膨隆，移动性浊音可疑阳性。双下肢可凹性水肿，双足部皮温略低，以右侧为重。

【辅助检查】

术前化验提示：HGB 79 g/L，PLT 472×10^9/L，WBC 10.99×10^9/L。凝血项：APTT 37.2 s，FIB 5.5 g/L。血生化：ALB 27 g/L，Cr 103.6 μmol/L，eGFR 83.2 mL/（min•173 m^2），Na^+ 135.8 mmol/L，LDH 734 U/L。$CD4^+$T 淋巴细胞 86/μL。

心电图：窦性心动过速，103 次 / 分。

胸片：两肺纹理重，右侧胸腔积液可能。

肾脏平扫：腹盆腔巨大占位病变（大小约 174 mm × 162 mm × 243 mm），双侧肾及输尿管扩张积水（右侧为著），

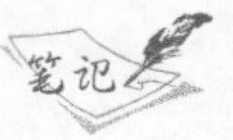

考虑输尿管下段受压所致可能，腹盆腔积液。

【诊断】

巨大睾丸肿瘤（右侧），隐睾；HIV；艾滋病期。

【治疗】

（1）实施手术名称：气管插管全身麻醉下行巨大睾丸肿瘤切除术。

（2）麻醉管理：患者入室，开放外周静脉通路，局麻下行左侧桡动脉穿刺置管监测有创动脉压，测得有创动脉压140/80 mmHg，心率120次/分，吸空气 SpO_2 96%。全麻诱导：咪达唑仑1 mg，舒芬太尼15 μg，依托咪酯20 mg，顺苯磺酸阿曲库铵5 mg，插管顺利。插管后机械通气，给予PEEP 5 cmH_2O，测得 SpO_2 100%，有创动脉压140/90 mmHg，心率120次/分，循环稳定。超声引导下右颈内静脉穿刺置管顺利。术中持续泵入丙泊酚、瑞芬太尼、顺苯磺酸阿曲库铵维持麻醉深度。手术开皮前测血气分析提示HGB 5.4 g/L，立即通知血库取血。手术操作进入腹腔，吸出大量血性腹腔积液约800 mL，给予补充白蛋白。肿物与周围组织粘连明显，剥离创面大，出血多，且手术操作间断牵拉肿物，影响下腔静脉回流，致使血压下降，辅助泵注去甲肾上腺素维持循环稳定，同时间断静脉推注去氧肾上腺素及肾上腺素维持循环稳定。术中间断监测血气分析、血糖、体内离子水平，指导输血输液、纠正电解质紊乱和离子水平。手术操作进行了约4.5小时，分离肿物面积约一半时，出血量已达6000 mL。考虑到大量出血可致凝血功能障碍，遂监测TEG，指导成分

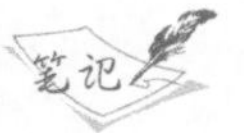

输血，输注红细胞、血浆、羟乙基淀粉、白蛋白等，保证有效循环血容量；同时间断补钙、少量碳酸氢钠，改善内环境，提高机体对血管活性药物的敏感性。手术历时 8.5 小时，共输入晶体液 2100 mL，胶体液 2500 mL，红细胞 4000 mL，血浆 2000 mL，白蛋白 1250 mL；总入量 11 850 mL；出血量 10 000 mL，尿量 600 mL；总出量 10 600 mL。

术毕带管安返 ICU。术后 1 天，患者带管机械通气，SIMV 模式，意识清醒，生命体征平稳，尿量 1000 mL。

术后 3 天，患者发热，并出现右肺胸腔积液；给予多种抗生素联合治疗，于术后 10 天体温和血常规基本恢复正常；术后 16 天，患者继发右侧腹股沟疝，局麻下行疝修补术；术后 19 天开始放化疗；术后 22 天，患者自动离院。

病例分析

睾丸肿瘤是比较少见的一种恶性肿瘤。获得性免疫缺陷综合征（acquired immunodeficiency syndrome，AIDS）患者免疫功能低下，易感染各种疾病，并可发生恶性肿瘤，有可能是睾丸肿瘤的原因之一。睾丸肿瘤的治疗方法主要有放疗、化疗、介入放射治疗、免疫治疗和手术切除。该患者睾丸肿瘤巨大，已影响呼吸循环功能，并伴有中重度疼痛，严重影响患者的日常生活，因此，首选手术切除，后期辅以放化疗。

获得性免疫缺陷综合征是由于艾滋病病毒对人体的入侵，造成免疫系统的正常功能丧失及引起感染的综合性病症。HIV 感染者因其免疫力低下，机会性感染率随之增加。因此，术前

风险评估与手术时机选择很重要。

巨大睾丸肿瘤合并隐睾，会带来一系列生理病理变化，增加麻醉手术的风险，主要包括：①巨大睾丸肿瘤长在腹腔里，使腹压增高，膈肌上抬，肺部受压，导致限制性通气障碍和呼吸困难；②盆腹腔血管受压扭曲，压迫下腔静脉致使回心血量减少，在麻醉诱导后可出现血压急速下降、心律失常；③肿瘤压迫下腔静脉和肾静脉、肾实质受压、输尿管受压、心输出量减少，都可导致 eGRF 减少，Cr 增高，出现少尿或无尿；④巨大肿瘤患者全身情况较差，多伴有不同程度的贫血，严重消瘦，水、电解质紊乱等；⑤手术切除范围广，手术时间长，出血多；⑥术中给患者输入大量库血和液体，加上腹腔长时间暴露，散热增加，容易引起体温降低，出现凝血功能障碍和全麻苏醒延迟。

围术期麻醉管理主要包括以下内容。①术前风险评估：包括患者基本情况、手术复杂程度、手术伤口种类、免疫功能状况、是否合并机会性感染和其他疾病。评估患者基本情况时，常用指标有白细胞、白蛋白和血红蛋白水平等，有研究指出这些指标与 HIV 感染者围手术期并发症及伤口愈合情况相关。目前推荐根据 HIV/AIDS 患者 $CD4^+$ T 淋巴细胞计数作为免疫功能评估的主要指标，当患者 $CD4^+$ T 淋巴细胞 ≥ 350/μL 时，围手术期处理同其他患者；当 200/μL ≤ $CD4^+$ T 淋巴细胞 < 350/μL 时，需缩小手术范围，减少手术创伤，如同时合并其他并发症，则需在控制并发症的基础上制定手术方案；若患者 $CD4^+$ T 淋巴细胞 < 200/μL 时，手术要高度谨慎，行择期手术的 HIV 感染者，建议将患者 $CD4^+$ T 淋巴细胞水平提升后

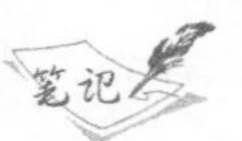

再进行手术，限期手术或者非急诊手术应充分向患者及其家属交代危险性，降低病毒载量再决定是否手术。急诊手术在可行的情况下也尽可能给予围手术期用药治疗。②术前准备：充分备血，必要时准备自体血回输机，准备血管活性药物。③术中管理：有创动脉、静脉穿刺置管术，连续监测动脉血压及中心静脉压；适时进行血气测定分析，依照血气结果及时对症处理、调整参数；术中使用暖风机或加温毯等，防止发生低体温；密切观察手术进程，及时做出相应处理。④感染控制管理：麻醉操作和手术过程一定要严格无菌，手术前和手术后要给予足够抗生素和抗 HIV 病毒治疗，防止继发严重感染；医护人员均要严格遵循职业防护标准的要求做好个人防护，戴双层手套才能接触患者的体液、血液，戴护目镜行气管插管，预防唾液喷溅；严防通过麻醉和手术交叉传染 HIV 病毒；对于 HIV 阳性患者应尽可能使用一次性用品，对于非一次性物品和器械应严格消毒灭菌。

综上所述，细致全面的术前评估、严密的围术期监测、及时对症处理、围术期抗病毒治疗和无菌操作是 AIDS 患者巨大睾丸肿瘤切除术围术期安全的重要保障。

病例点评

AIDS 患者免疫功能低下，易于感染各种疾病，并可发生恶性肿瘤。术前对患者要做好充分地评估，除了常规检查外，要着重检查患者免疫功能及并发症，$CD4^+$ T 淋巴细胞数目可以指导患者术前抗病毒药物及术中抗生素的使用，降低职业暴露

风险，减少术后感染概率。该患者合并有巨大睾丸肿瘤，导致多器官系统的生理病理变化，对麻醉和手术都提出了很大的挑战，术前要做好麻醉方案和手术方式的选择，充分备血，备好血管活性药物，术中严密监测血流动力学，观察手术操作，同时做好自身防护，严格无菌操作，减少感染概率。

参考文献

1. ADENEKAN A，FAPONLE A，BADMUS T，et al. Anaesthetic management of giant phaeochromocytoma in a patient with chronic renal disease[J]. J West Afr Coll Surg，2011，1（2）：112-122.
2. 邱涛，丁萍，刘晓燕 . 江苏省 200 例 HIV 感染者和艾滋病患者抗病毒治疗 5 年效果分析 [J]. 中华预防医学杂志，2014，48（11）：947-952.
3. 李剑，罗杨 . 腹腔内巨大肿瘤摘除手术麻醉的临床分析 [J]. 现代肿瘤医学，2015，23（17）：2488-2490.
4. 邓友明，张维峰，殷国平 . 艾滋病感染者手术的麻醉观察 [J]. 海南医学，2014，9（1）：1364-1365.
5 DING L L，ZHANG H，MI W D，et al. Anesthesia management of laparoscopic radical cystectomy and orthotopic bladder surgery with a robotic-assisted surgical system[J]. Beijing Da Xue Xue Bao Yi Xue Ban，2013，45（5）：819-822.
6. 殷丽娟 . 感染艾滋病手术患者的手术室护理管理措施 [J]. 中外医疗，2019，38（4）：153-155.
7. 中国性病艾滋病防治协会学术委员会外科学组，中华医学会热带病与寄生虫学分会外科学组 . 中国人类免疫缺陷病毒感染者围手术期抗病毒治疗专家共识 [J]. 中华实验和临床感染病杂志（电子版），2019，13（1）：1-5.

（郝 帅 池 萍）

病例 24　AIDS 患者化脓性阑尾炎切除术中急性肺损伤的麻醉

病历摘要

【基本信息】

患者，男，26 岁，身高 175 cm，体重 75 kg，主因“发现 HIV 抗体初筛阳性 1 月余，腹痛 8 小时”入院。

【体格检查】

体温 39.3 ℃，血压 135/75 mmHg，脉搏 110 次 / 分，呼吸 20 次 / 分，血氧饱和度 97%（吸空气）。听诊双肺呼吸音粗，未闻及啰音，心前区未闻及杂音。全腹肌紧张，右下腹压痛及反跳痛。余无异常。

【辅助检查】

术前检查结果如下。①血常规：HGB 160 g/L，PLT 197 × 10^9/L，WBC 8.98 × 10^9/L。②凝血项：PT 13.9 s，PTA 72%，FIB 3.64 g/L。③血生化：ALT 18.9 U/L，AST 12.7 U/L，ALB 43.9 g/L，K^+ 3.05 mmol/L，Na^+ 135.2 mmol/L。④心电图：窦性心动过速，110 次 / 分。⑤胸片：未见明显异常（图 24-1）。⑥上腹部 CT：阑尾炎不除外，腹内淋巴结炎性反应。⑦其他：$CD4^+$ T 淋巴细胞 373/μL（正常值 544 ～ 1212/μL），PCT 0.07 ng/mL，AMY 1552.1 U/L。

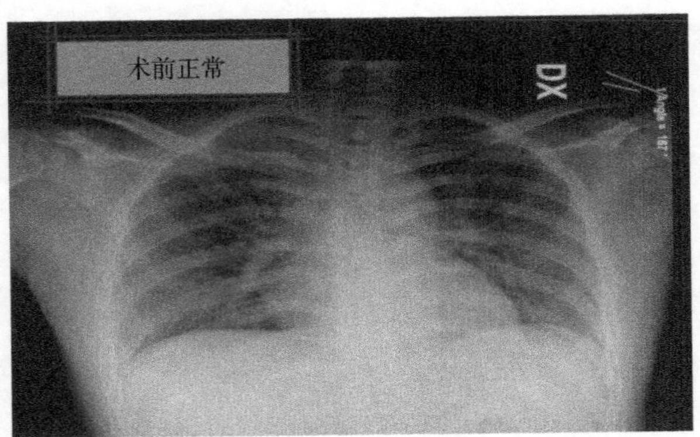

图 24-1 术前胸片

【诊断】

腹痛原因待查，急性阑尾炎（？），获得性免疫缺陷综合征无症状期，肛瘘，低钾血症，低钠血症。

【治疗】

（1）实施手术名称：急诊全麻下行腹腔镜阑尾切除术。

（2）麻醉管理：患者入室后常规吸氧监护，血压 120/70 mmHg，心率 122 次 / 分，呼吸 22 次 / 分，血氧饱和度 97%（吸空气）。开放上肢外周静脉通路，咪达唑仑、羟考酮、丙泊酚、顺苯磺酸阿曲库铵常规麻醉诱导行气管插管，机械通气。麻醉维持：持续静脉泵入丙泊酚、瑞芬太尼、顺苯磺酸阿曲库铵，维持 BIS 值 40 ～ 60，维持合适的麻醉深度。给予浓度 0.3% 氯化钾 0.75 g，持续静脉滴注，改善低钾血症。给予艾司洛尔控制心率，术中血压平稳，维持在 110 ～ 125/60 ～ 85 mmHg，心率 100 ～ 110 次 / 分，血氧饱和度 100%。手术过程顺利，历时 1 小时 49 分钟，手术结束后 5 分钟，患者清醒，呼之能应，BIS 值 85 ～ 90，观察呼吸频率及潮气量正常，常规

笔记

吸痰后拔除气管导管。此时血氧饱和度 96% ～ 99%（吸空气）。拔管后约 5 分钟，患者寒战明显，给予盐酸曲马多 100 mg，无缓解，给予腋下体温计量体温 40 ℃。拔管后约 20 分钟，患者在吸氧状态下，血氧饱和度开始下降至 90% ～ 96%，给予托下颌、面罩加压吸氧，血氧饱和度改善不明显，脱氧后最低可降至 86%。行动脉血气检测，PaO_2 68 mmHg（吸纯氧），双肺听诊可闻及湿性啰音，给予地塞米松 10 mg，立即行气管插管，返回 ICU。

患者回到 ICU 后，立即监测血压 120/70 mmHg，心率 150 次 / 分，体温 40.2 ℃。行静脉血检测，WBC 19.41×10^9/L，PT 19.2 s，PTA 46%，PCT 37 ng/mL，CRP 52.80 mg/L。约 30 分钟后，血压 90/60 mmHg，有下降趋势，考虑可能存在感染中毒性休克，给予深静脉置管，给予补液扩容，应用升压药物，抗生素升级，积极抗感染治疗。术后 1 小时床旁胸片：考虑肺水肿（图 24-2）。

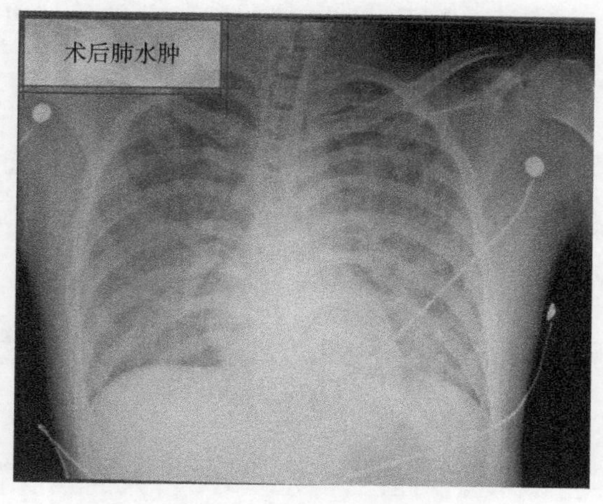

图 24-2　术后 1 小时胸片

术后第 1 天，PCT 160 ng/mL；术后第 2 天，PCT 51 ng/mL，患者于术后第 2 天，一般状况良好，肺水肿较前明显好转，拔除气管导管，继续抗感染治疗。术后第 4 天，患者由 ICU 转至普通病房。术后病理诊断结果：急性坏疽性阑尾炎，阑尾穿孔，伴急性阑尾周围炎。

病例分析

1. 急性肺损伤的定义

急性肺损伤（acute lung injury，ALI）是各种直接和间接致伤因素引起的肺泡上皮细胞及毛细血管内皮细胞损伤，造成弥漫性肺间质及肺泡水肿，导致急性低氧性呼吸功能不全。以肺容积减少、肺顺应性降低、通气 / 血流比例失调为病理生理特征，临床上表现为进行性低氧血症和呼吸窘迫，肺部影像学表现为非均一性的渗出性病变，其发展至严重阶段（氧合指数＜200）被称为急性呼吸窘迫综合征（acute respiratory distress syndrome，ARDS）。

2. 急性肺损伤的原因

（1）理化因素：吸入毒气、烟雾，以及胃内容物、药物、肺挫伤、放射性损伤等。

（2）生物性因素：严重肺部感染、败血症、重症急性呼吸综合征等。

（3）全身性病理过程：休克、DIC、大面积烧伤等。

（4）某些治疗措施：输血、做体外循环或血液透析等。

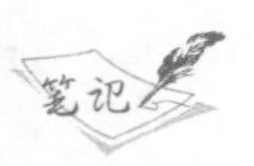

3. 急性肺损伤的发生机制

目前认为，急性肺损伤主要是由致病因子的直接作用和间接作用引起。

直接损伤：某些致病因子如误吸毒气、弥漫性肺部感染等直接作用于肺泡－毛细血管膜引起肺损伤。

间接损伤：常见于全身炎症反应综合征、休克、急重症胰腺炎、严重胸外创伤等，致病因子通过激活巨噬细胞、中性粒细胞、内皮细胞和血小板等，使之聚集、黏附于肺泡毛细血管内皮并释放损伤性细胞因子（TNF-α、TXA2、LTB4、PAF、G5α、IL-8、激肽等）间接引起肺损伤。

本例患者诊断为 AIDS，AIDS 由感染 HIV 病毒引起，是一种危害性极大的传染病。HIV 把人体免疫系统中最重要的 $CD4^{+}$ T 淋巴细胞作为主要攻击目标，大量破坏该细胞，使人体逐渐丧失免疫功能。$CD4^{+}$ T 淋巴细胞水平是评估 HIV 感染者感染时间及实施相应抗病毒治疗的重要依据。$CD4^{+}$ T 淋巴细胞数量直接影响患者的免疫功能，早期抗病毒治疗能显著提高 $CD4^{+}$ T 淋巴细胞恢复水平，减少机会性感染的发生，于临床有重要意义。此患者已确诊为 AIDS，虽处于无症状期，尚未进行抗病毒治疗，但免疫功能低于正常人，易于感染各种疾病，术中患者阑尾化脓，脓毒物质入侵机体后引起全身炎症反应综合征，可导致脓毒症，合并感染中毒性休克，其中肺脏是受累的首位靶器官，早期就可出现急性肺损伤。

4. 处理方法

目前针对 ALI/ARDS 虽然有很多治疗药物及治疗方法，但仍无特效药，无特效疗法。

（1）对症处理，解决患者低氧状态，给予患者面罩吸氧，必要时托下颌，如患者氧合情况无明显改善，甚至进一步下降，立即行气管插管，机械通气，给予 PEEP。PEEP 使萎陷的小气道、肺泡扩张，促进肺间质和肺泡水肿消退，提高肺顺应性，增加功能残气量，降低生理无效腔，增加肺泡通气量，改善通气 / 血流比例，降低肺内动静脉分流，降低呼吸功和氧耗量，改善换气功能，提高动脉血氧分压。

（2）给予糖皮质激素，其原因主要是：①糖皮质激素对上皮细胞表面的钠泵具有一定的激活作用，加快了肺泡液的吸收，维持了肺水的平衡；②糖皮质激素在一定程度上保护了肺泡毛细血管膜的完整性，大大降低了通透性，使得肺透明膜及肺间质水肿的弥漫性障碍显著减轻；③糖皮质激素显著增加了肺部表面的活性物质，降低了肺部表面的张力，导致由于肺部萎缩而引发的肺内分流显著减少；④糖皮质激素大大降低了该种炎性因子的水平，极大地减轻了对肺部的损伤，更安全、可靠，可以有效地改善患者肺部症状和体征。

（3）给予乌司他丁，抑制炎性因子释放，同时清除氧自由基。乌司他丁可稳定血流动力学指标，接触引发呼吸功能损伤的因素，改善肺功能，提高患者获取氧及利用氧的能力。乌司他丁可以抑制心肌抑制因子的产生，有利于改善休克时的机体循环状态。

（4）在循环稳定的情况下，应用利尿药，控制补液量，使液体呈现负平衡状态，既能改善氧合指数，又能减轻肺损伤。

（5）抗生素升级，及时有效地清除病原体是预防和控制脓毒症及多器官功能障碍综合征发生发展的关键环节。

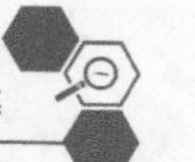

病例点评

ALI是以肺容积减少、肺顺应性降低、通气/血流比例失调为病理改变，以进行性低氧血症和呼吸窘迫为主要症状的急性低氧性呼吸功能不全，如不能及时有效地处理将直接影响患者的预后。本例患者虽然年轻，术前一般状况尚好，腹腔镜阑尾手术创伤亦不大，因此麻醉上易导致对患者的重视程度不够。但因患者系HIV病毒感染患者，易发生机会感染，患者术前体温高，应高度注意有无感染中毒症状，术中严密监测，加强麻醉管理，最大限度地确保患者围术期安全。

参考文献

1. 王建枝，殷莲华．病理生理学[M]. 8版．北京：人民卫生出版社，2018：225-226.
2. 冯金文．探讨糖皮质激素对急性肺损伤的治疗效果[J]. 中国医药指南，2018，16（22）：98-99.
3. 刘舒洁．急性肺损伤药物治疗研究进展[J]. 中国处方药，2018，16（6）：20-21.
4. MAY M T，GOMPELS M，DELPECH V，et al.Impact on life expectancy of HIV-1 positive individuals of $CD4^+$ cell count and viral load response to antiretroviral therapy[J]. AIDS，2014，28（8）：1193-1202.
5. 杜国强，欧少佳，王华洪，等．乌司他丁治疗急性肺损伤的临床疗效研究[J]. 中国实用医药，2018，13（13）：3-5.
6. 刘秀珍，魏昌伟，陈剑．一例扩张型心肌病患者术中急性肺损伤的麻醉处理[J]. 海南医学，2012，23（19）：139-140.
7. 侯金超.S1PR2在脓毒症致急性肺损伤发生发展中的作用及机制研究[D]. 杭州：浙江大学，2015.

（贺海丽　池　萍）

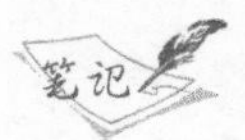

病例 25　合并 AIDS 患者肝癌切除术的麻醉

病历摘要

【基本信息】

患者，男，71 岁，主因“便秘、腹泻交替 3 月余，发现肝脏占位 1 月余，发现 HIV 抗体阳性 1 周”入院。既往体健，有同性性行为史。

【体格检查】

体温 36 ℃，血压 110/60 mmHg，脉搏 80 次 / 分，呼吸 21 次 / 分。神志清楚，心肺功能未闻及明显异常。

【辅助检查】

血常规：WBC 2.81×10^9/L，RBC 3.15×10^{12}/L，N 1.49×10^9/L，N% 53%，HGB 105 g/L，PLT 136×10^9/L。血生化：ALT 5.9 U/L，AST 14.4 U/L，ALB 31.8 g/L，GLU 4.15 mmol/L，K^+ 3.38 mmol/L，Na^+ 136.7 mmol/L。凝血功能：PT 11.1 s，PTA 103%，APTT 34.2 s，FIB 2.94 g/L，$CD4^+$ T/ $CD8^+$ T 0.6，RPR（+）。

胸片、心电图无阳性发现。

肺功能：小气道功能异常，最大通气量异常，通气储量百分比 85.9%。

CT：肝左叶异常信号合并局部胆管扩张，性质待定，恶性肿瘤不除外，胆管细胞癌（?）。

【诊断】

获得性免疫缺陷综合征无症状期；肝肿物，胆管细胞癌可能性大；神经梅毒。

【治疗】

（1）实施手术名称：肝癌切除术。

（2）麻醉管理：患者完善术前准备后拟定择期行左半肝切除术。入手术室后开放静脉通路输注胶体液，常规监测心率、血氧饱和度及心电图，局麻下行左侧桡动脉穿刺置管监测有创动脉血压 160/80 mmHg，心率 60 次 / 分，SpO_2 100%，手术开始前 30 分钟预防性输注头孢曲松钠 2 g。面罩通气充分吸氧去氮，静脉给予咪达唑仑 5 mg，舒芬太尼 30 μg/kg，苯磺酸阿曲库铵 20 mg，依托咪酯 15 mg，丙泊酚 50 mg，快速诱导后经口气管插管，接呼吸机行间歇正压通气，超声引导下行右颈内静脉穿刺置管监测中心静脉压，放置体温探头监测鼻咽温度，使用变温毯、暖风机等加温装置保温。麻醉维持：连续静脉泵注苯磺酸阿曲库铵 0.3 μg/（kg•min），瑞芬太尼 0.05 ～ 0.3 μg/（kg•min），丙泊酚 2 ～ 3 mg/（kg•h），维持 BIS 值在 35 ～ 45。切除肝脏开始前血气分析：pH 7.477，$PaCO_2$ 35.7 mmHg，PaO_2 415 mmHg，BE 3 mmol/L，HCO^-_3 26.4，Na^+ 143 mmol/L，K^+ 2.5 mmol/L，iCa 1.11 mmol/L，HGB 8.2 g/L，给予 0.3% KCl 1 g 滴注纠正低血钾，间断推注氯化钙纠正低血钙。行控制性低中心静脉压以利于肝血流回流。肝脏切除过程中出现血压降低，考虑由于搬动肝脏和失血引起，给予间断推注多巴胺、去氧肾上腺素，维持收缩压＞ 80 mmHg。术中输

注晶体液 1700 mL，胶体液 1000 mL，红细胞悬液 400 mL，血浆 600 mL，术毕患者清醒，拔除气管导管，安返病房。

病例分析

AIDS 是由 HIV 引起的一种严重传染病。病毒特异性地侵犯并毁损 $CD4^+$ T 淋巴细胞（辅助性 T 细胞），造成机体细胞免疫功能受损。由于合并 HBV 感染、免疫抑制、病毒对肝实质的直接损伤、具有肝毒性的抗逆转录病毒药物的应用等因素，AIDS 患者合并肝细胞癌需要外科治疗。由于 AIDS 合并肝癌患者特殊的病理生理，对临床麻醉工作提出了挑战。

1. 术前评估

AIDS 是一种多器官疾病，可能会因机会性感染、肿瘤、药物滥用或抗逆转录病毒治疗药物而变得复杂，这些都会对麻醉产生影响。对于此类患者进行详细的术前评估非常重要。在术前评估中，应重点关注患者的免疫学和一般状况、手术类型和麻醉选择，以及机会性感染和恶性肿瘤并存。术前应了解患者使用抗逆转录病毒药物或抗机会性感染药物治疗的情况。术前检查除血常规、凝血功能、肝肾功能、心电图、胸片外，还应包括血气分析、肺功能、超声心动图等检查。$CD4^+/CD8^+$ 比值反映患者的感染状态。若 $CD4^+/CD8^+$ 比值较低，则免疫功能较差，病毒复制水平较高。一般情况下，$CD4^+$ T 淋巴细胞计数在 350/mm^3 时麻醉手术适应证与普通患者相同；计数在 200 ～ 350/mm^3 时需缩小麻醉手术适应证，明确是否为 AIDS；计数＜ 200/mm^3 时是手术相对禁忌，同时也要根据手

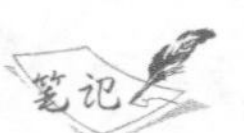

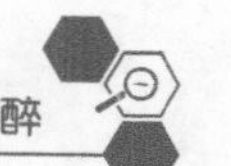

术风险及患者疾病严重程度综合考虑。这类患者由于经常接受具有心脏毒性的抗逆转录病毒治疗药物可能处于高凝状态，可加速冠状动脉硬化的发生，导致左心室收缩力下降，对麻醉手术的耐受减低，因此术前应仔细评估患者的心脏功能，给予必要的治疗。

2. 术中麻醉管理

全身麻醉和椎管内麻醉原则上均可用于此类患者麻醉，但是考虑到肝硬化肝癌患者常合并凝血功能障碍或肝储备功能下降，以及术中意外大量出血发生，多优先选用全身麻醉。目前，有研究认为阿片类药物可能抑制免疫功能，但现有的研究资料还无法肯定临床全麻期间短期应用阿片类药物对免疫功能的抑制是否影响患者的预后。还有研究认为右美托咪定等药物对患者免疫抑制作用更小，可考虑优先使用。AIDS 患者常引起 AIDS 痴呆综合征及脊髓和周围神经的空泡变性等神经系统疾患，从而导致对镇静催眠药的敏感性增加。术中应监测麻醉深度，以避免麻醉过深或术中知晓的发生。术中低温、输血可能会影响患者的免疫功能，术中应注意保温、减少不必要的血液制品的输注。患者可能由于存在肺部感染、肝肺综合征等增加术中肺部并发症的发生，所以术前应该控制液体输入，采用保护性肺通气策略，以减少呼吸功能不全的发生，术毕应全面评估患者肺部情况决定是否拔除气管导管。

3. 院感防控和医务人员防护

HIV 存在于感染者的血液、体液及其分泌物中，具有很强的传染性。麻醉机直接与患者相连，推荐使用一次性呼吸回路，加装一次性细菌过滤器，术毕应进行内部气路消毒。一次

性血氧饱和度探头、袖带、心电导联，一次性喉镜叶片的使用可以减少交叉感染。喉镜柄、听诊器等物品使用后也应做好消毒。凡有可能接触到 AIDS 患者血液、体液及其分泌物的医务人员应当佩戴防护面屏、检查手套，以减少职业暴露发生。

病例点评

AIDS 患者由于免疫系统遭到破坏，常合并机会性感染、多种恶性肿瘤，以及接受抗逆转录病毒药物治疗，使麻醉处理变得更加复杂。术前应仔细了解患者免疫功能状况、并发症情况及药物治疗情况，评估重要脏器的功能。术中麻醉管理应注意严格无菌操作，加强监测，精细化管理。同时要做好医务人员防护，防止职业暴露。

参考文献

1. JYOTSNA A，PRAGATI G，UPENDRA H，et al. Perioperative concerns in neurosurgical patients with human immunodeficiency virus infection[J]. Asian Journal of Neurosurgery，2016，11（2）：103-108.
2. RERKPATTANAPIPAT P，WONGPRAPARUT N，JACOBS L E，et al. Cardiac manifestations of acquired immunodeficiency syndrome[J]. Archives of Internal Medicine，2000，160（5）：602-608.
3. AFTAB S，BAIDYA D K，MAITRA S. New onset frequent ventricular ectopic in a human immunodeficiency virus-infected woman after uneventful cesarean section under spinal anesthesia[J]. Journal of Clinical Anesthesia，2015，27（3）：274-275.
4. REDMAN L A，NAIDOO P，BICCARD B M. HIV，vascular surgery and cardiovascular outcomes: a South African cohort study[J]. Anaesthesia，2014，69（3）：208-213.
5. YANOVSKI J A，MILLER K D，KINO T，et al. Endocrine and metabolic

笔记

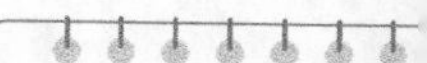

evaluation of human immunodeficiency virus-infected patients with evidence of protease inhibitor-associated lipodystrophy[J]. The Journal of Clinical Endocrinology and Metabolism，1999，84（6）：1925-1931.

6. PROTTENGEIER J，KOUTSILIERI E，SCHELLER C. The effects of opioids on HIV reactivation in latently-infected T-lymphoblasts[J]. AIDS Research and Therapy，2014，11（1）：17.

7. CAI Q H，TANG Y，FAN S H，et al. In vivo effects of dexmedetomidine on immune function and tumor growth in rats with ovarian cancer through inhibiting the p38 mAPK/NF- κ B signaling pathway[J]. Biomedicine & Pharmaco therapy，2017，95：1830-1837.

（刘晓鹏　池　萍）

病例 26 气性坏疽患者的麻醉管理及感染控制处理

病历摘要

【基本信息】

患者，男，70 岁，因发现左下腹包块 2 周收入我院感染科。入院前诊断为气性坏疽，感染中毒性休克，重度贫血，低蛋白血症，多脏器功能衰竭。给予抗感染、全身支持和对症治疗，入院后诊断为腹部产气菌严重感染，感染科完善相关检查，明确诊断期间给予心电监护、呼吸道消化道隔离，给予青霉素抗感染治疗，并给予对症支持治疗。入院后 4 小时病情恶化，急请外科专家会诊。既往无特殊病史，否认过敏史。

【体格检查】

患者一般状态较差，神志不清，双肺呼吸音粗，深大呼吸，未闻及明显干、湿性啰音。心律齐，120 次 / 分。腹部平坦，左髋部可见直径 15 cm 左右的黑色隆起，表面可见溃烂，伴有浓烈的臭味，皮肤触之有握雪感，压痛。左下肢出现肿胀，皮肤呈棕色，局部呈棕褐色。

【辅助检查】

血常规：WBC 4.6×10^9/L，N% 88.6%，HGB 73 g/L，PLT 75 $\times 10^9$/L。凝血项：PT 17.6 s，APTT 51 s，FIB 2.56 g/L。血生化：ALT 6.1 U/L，TBIL 18.4 μmol/L，TP 56.9 g/L，ALB 14.3 g/L，A/G 0.34。

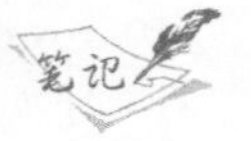

心电图：心动过速，120 次 / 分，心律齐。

B 超检查：左下腹腹腔不均质回声团。

CT 检查：左侧腹壁感染积气，皮下软组织脓腔形成，并与腹腔及左侧结肠形成瘘管，显示局部产气。

伤口渗出物涂片检查：可见大量革兰阳性杆菌。厌氧培养见气性坏疽梭状芽孢杆菌。

【诊断】

气性坏疽，感染中毒性休克，重度贫血，低蛋白血症，多脏器功能衰竭。

【治疗】

（1）实施手术名称：监护麻醉下行清创术。

（2）麻醉管理：因病原体具有感染性，手术室准备好了做感染手术的负压手术室和手术器械，以及术后感染控制的消毒措施，医护人员全部穿戴好防护迎接患者。患者系老年男性，急性起病，患者入室有发热和脉速，患者四肢末梢湿冷，血压下降明显，低浓度泵入去甲肾上腺素维持血压，给予新鲜冰冻血浆、琥珀酰明胶等补充血容量。患者处于昏迷状态，呼吸浅快，心率 120 次 / 分，在泵入微量升压药的情况下血压只有 90/60 mmHg。在外科给予局部麻醉下，麻醉仅需复合少量镇痛药（0.05 mg 芬太尼）即可，麻醉主要肩负术中严密监护生命体征及纠正休克的任务，术中持续泵入去甲肾上腺素，且根据术中血压情况，不断调高泵入的剂量，同时补充胶体液和晶体液，手术历时 1 小时 40 分钟。术后患者返回感染科病房，单独隔离治疗。术后第 2 天，患者的神志已经有了好转（图 26-1、图 26-2）。

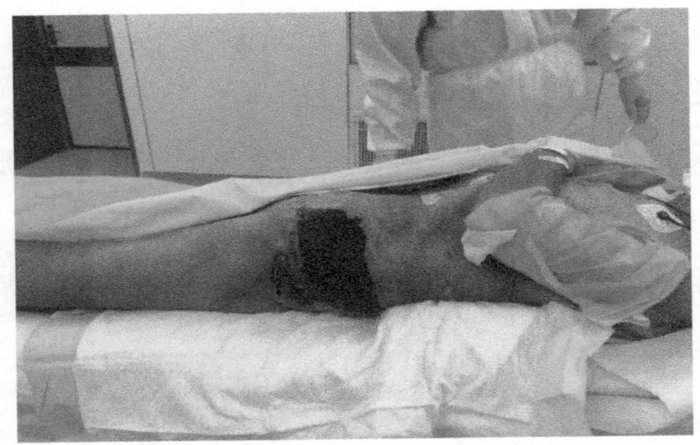

图 26-1　入室时病患处情况

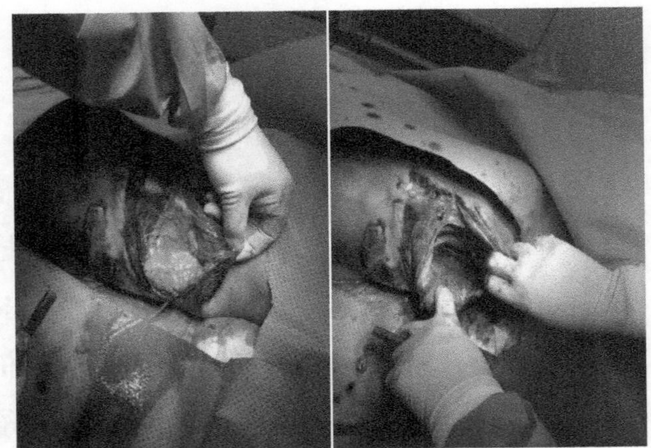

图 26-2　术中伤口清创情况

病例分析

气性坏疽是由梭状芽孢杆菌侵入伤口后，造成广泛性肌肉坏死的严重急性特异性感染，常发生于严重挤压伤或穿透伤后组织坏死的肢体。引起气性坏疽的梭状芽孢杆菌广泛存在于泥土和人畜粪便中。

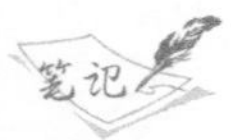

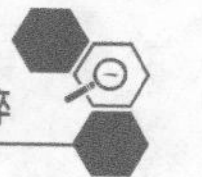

（1）治疗原则：一旦确诊，应积极治疗，挽救患者生命，以减少组织坏死并降低截肢率。治疗主要包括全身支持治疗；应用抗菌药；高压氧治疗；紧急手术清创。

（2）术前：凡确诊病例，均应将患者就地隔离，需要单间收治；尽早进行手术清创，彻底清除坏死组织；紫外线照射伤口及高压氧治疗，也有助于控制病情；应用青霉素控制感染，全身支持疗法。

（3）术中感染控制管理：气性坏疽的手术，需安排在负压手术室进行，参加手术的医护人员依次更换双层手术衣裤、N95 口罩、帽子、双层鞋套和手套、穿隔离衣、戴护目镜，实行严密隔离措施。患者伤口用 3% 过氧化氢和生理盐水反复冲洗，伤口周围用碘伏原液擦拭消毒。医疗废物要用双层黄色塑料袋密封，运送到指定地点，进行无害化处理。医护人员离开手术室时，脱除隔离衣、手术衣、手套和拖鞋后，用 0.5% 过氧乙酸洗手，沐浴更衣后方可离开。

（4）术后感染控制管理：手术结束后，手术室要进行彻底终末消毒处理。术后手术室用过氧化氢灭菌机消毒或 2% 过氧乙酸溶液进行气溶胶喷雾消毒 1 小时，连续 3 天，然后空气采样细菌培养合格，方可开放使用。用 3% 过氧化氢对物体表面和地面进行初步擦拭，再用 1000 mg/L 有效含氯消毒剂进行二次擦拭。该类手术尽量使用一次性诊疗器械、器具和物品。患者用过的手术器械采取先消毒、后清洗、再灭菌的程序，消毒时用含有效氯 1000 ～ 2000 mg/L 溶液浸泡消毒半小时。

病例点评

气性坏疽是极为凶险的急性感染，早期诊断和治疗是提高患者生存质量的关键。气性坏疽治疗的根本方法是早期彻底清创，使缺氧环境变为有氧环境。对于存在脓毒败血症的患者，一般病情危重，仍需立即实施彻底清创手术，应边控制病情，边施行手术和麻醉，采取有效处理措施包括：容量治疗、循环支持，纠正电解质和酸碱平衡，处理脓毒血症，保护和改善全身多脏器功能。

感染控制管理：气性坏疽不是传染性疾病，但属于特殊感染性疾病，故医护人员必须严格按照要求做好防护和消毒隔离，防止职业暴露和院内感染的发生。

参考文献

1. 钟燕．一例疑似产气荚膜梭菌感染所致气性坏疽患者的病例分析 [J]. 健康必读，2018，（27）：230-231.
2. 王爱萍．气性坏疽病原体污染器械、器具和物品消毒用具的使用及要求 [J]. 饮食保健，2018，5（49）：281.
3. 孙旭，米萌，朱仕文，等．开放骨折并发气性坏疽的诊治 [J]. 骨科临床与研究杂志，2018，3（4）：230-234.
4. 王玲勉，任爱玲，赵成梅，等．一例急诊疑似气性坏疽患者手术紧急消毒处置措施 [J]. 中国消毒学杂志，2017，34（4）：395-396.

（李　昕　池　萍）

病例 27 呼吸道传染性疾病患者气管插管手术医护人员的防护

病历摘要

【基本信息】

患者，男，88 岁，因“喘憋加重”于 2019 年 2 月 25 日入我院。患者于前一天体温 37.9 ℃，当天晚上患者出现喘憋进行性加重，今日紧急就诊本院，2 小时前患者出现无明显诱因的意识障碍，呼之不应。平素健康状况一般，高血压病史 10 年，规律服药，平时血压控制尚可，糖尿病病史 10 年，规律用药，平时空腹血糖在 8 ～ 10 mmol/L，空腹血糖波动在 10 ～ 14 mmol/L。冠状动脉粥样硬化性心脏病、心房纤颤病史 10 年，哮喘病史 10 年，青光眼病史 10 年，慢性肾功能不全病史 10 年。对磺胺类药物过敏，过敏症状及严重性不详。

【体格检查】

血压 158/82 mmHg，心率 61 次 / 分，体温 36.4 ℃，皮肤、巩膜无黄染，腹平软，心音听诊（–），双肺呼吸音低，有明显的湿性啰音。

【辅助检查】

血常规：WBC 6.31×10^9/L，RBC 3.75×10^{12}/L，HGB 112 g/L，PLT 144×10^9/L，N 5.12×10^9/L，PTA 74%，CRP 40.3 mg/L。血生化：ALT 38.6 U/L，AST 45.2 U/L，TBIL 11.2 μmol/L，

DBIL 3.6 μmol/L，ALB 35.6 g/L，Cr 94.4 μmol/L，eGFR 61.81 mL/（min•1.73 m^2），K^+ 4.15 mmol/L，Na^+ 132.7 mmol/L，Cl^- 97.7 mmol/L，GLU 7.13 mmol/L。

【诊断】

入院诊断为“甲型流行性感冒”。

【治疗】

（1）实施手术名称：全身麻醉下气管插管术。

（2）麻醉管理：麻醉与气管插管首先在清洁区戴帽子→戴 N95 防护口罩→穿连体防护服→穿鞋套→戴手套→进入半污染区→戴护目镜→戴防护面屏→再戴一副手套→进入甲型 H1N1 流感病房。进入病房检查患者静脉通路、呼吸机、床头吸痰设备是否准备齐全，确认患者身份，简单了解病情。患者表现出恐惧、躁动，但神志尚清醒，血压也在正常范围，SpO_2 60% ～ 85%。心率 130 ～ 168 次 / 分，端坐呼吸、鼻翼翕动、呼吸急促，频率 45 次 / 分左右，患者双肺可闻及不同程度的湿性啰音。在保持患者半卧位状态下，在患者的后背及枕部各放置一个薄枕，安慰患者尽量保持镇静。在连续监测心电图、血压、心率、血氧饱和度下缓慢静脉注射咪达唑仑 0.05 mg/kg，并用密闭式面罩加压给氧，2 分钟后如果睫毛反射仍未消失，则根据患者情况适量追加丙泊酚，直至呼之不应。撤掉头部枕头，使头部轻轻后仰。插入喉镜缓慢挑起舌根，将 2% 利多卡因喷雾于舌根及咽喉部，继续暴露声门，用吸引器吸出阻碍视线的痰液，用喉喷管向气管内快速注入 2% 利多卡因 3 mL 进行气管内表面麻醉。再次扣上密闭式面罩用呼吸机正压通气。2 分钟后再次置入喉镜片迅速插入涂有利多卡因胶浆的气管导

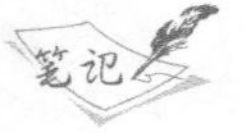

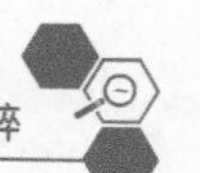

管，退出管芯，套囊充气。如果患者与呼吸机对抗明显再追加适量吗啡及咪达唑仑维持镇静，并根据患者情况调整呼吸机控制模式。与感染科医生简单交接后，插管医生走出流感病房→脱鞋套→摘外层手套→摘掉防护面屏、护目镜→进入半污染区→脱连体防护服，摘 N95 防护口罩、内层手套→洗手消毒→进入清洁区。患者 7 天后顺利拔出气管导管，操作者没有出现被感染的情况。

病例分析

目前公共卫生造成严重的传染病逐渐增多，尤其是呼吸道传染性疾病具有很高的危害性。其中，重症患者往往需要住进感染科或呼吸科进行进一步治疗，并需要相关专科医生诊治，而这些患者的气道插管任务往往会由麻醉科医生来完成。因此，麻醉科医生将面临选择气管插管方式和气管插管过程个人防护两大问题。这些重症患者的气管插管属于手术室外紧急气管插管，因此，我院多选择用保留呼吸下的健忘清醒诱导气管插管方式。据文献报道，手术室外紧急气管插管伴有相当高的并发症发生率，因此，一定要带上助手和应对气管插管并发症的药品及设备，任何一种并发症皆可给紧急抢救的危重患者带来致命的后果。

呼吸道传染性疾病患者的一般特点：①患者的呼吸功能处于衰竭状态，代偿功能明显减弱，多不能耐受长于 30 s 的呼吸暂停；②由于累及重要器官的损伤及水、电解质代谢的失衡，患者的循环功能极不稳定，故麻醉药物用药量明显减少；③患者的呼吸道内有大量含病毒痰液及分泌物，在进行吸痰、气管

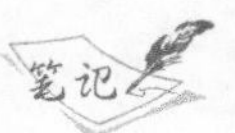

插管等刺激性操作时会随时溅射到周围造成污染。因此，在选择合理的药物及气管插管方式下，操作者采取正确的防护措施显得尤为重要，只有采取正确的防护措施才能避免医患或患者之间的交叉感染。

呼吸道传染性疾病患者气管插管防护措施：①操作者在进入重症病房前穿好防护服，穿上鞋套、戴上手套和 N95 防护口罩及护目镜，最后再戴上医用防护面屏，其中在戴 N95 防护口罩后一定要进行正压及负压测试来检验佩戴是否正确，因为不正确的使用方法是导致被感染的重要原因。②操作者除了携带必需的气管插管用具进入重症病房外，其他复苏药品及设备暂放在半污染区，必要时再带入重症病房以减少医疗用具被患者分泌物污染的可能。③在进行吸痰、表面麻醉时防止患者的痰液溅射到周围，特别是在气管插管时，防止从气管导管端口喷射出的分泌物溅射到周围的医护人员及医疗设备上。因此，在操作者进行气管插管时最好由助手用一次性医用帽子遮住气管导管端口，遮挡可能喷射出的痰液及分泌物，以减少被污染范围进一步扩大。④气管插管时尽可能使用一次性医疗用品，使用完毕按照废弃物处理。根据相关文献显示非一次性喉镜柄是院内感染的原因之一，因此应对一次性用具进行严格消毒处理。另外，医务人员要加强体育锻炼和营养支持，并保证充足的睡眠，以提高机体抵御疾病的能力，多喝水、不吸烟、不喝酒。对于体质较弱、长期具有慢性疾病及免疫力低下的医生尽可能避免参与呼吸道传染性疾病患者的气管插管工作，如果能够正确使用合格的防护用具，医务人员是可以避免感染的，并且对于任何防护并不存在过度防护的情况。

病例点评

（1）这类患者均处于呼吸功能衰竭状态，缺氧耐受能力差，因此断氧时间要尽量缩短。

（2）要防止发生患者 - 患者、患者 - 医生或医生 - 医生之间的院内感染。

参考文献

1. 李清华 . 急诊呼吸道病原体职业暴露的应急预案 [J]. 中华护理杂志，2017，52（z1）：29-31.
2. 席淑华 . 急诊呼吸道病原体职业防护的管理与培训 [J]. 中华护理杂志，2017，52（z1）：27-29.
3. 芦良花 . 急诊呼吸道病原体职业防护的操作规范 [J]. 中华护理杂志，2017，52（z1）：25.
4. SWEET D G，CARNIELLI V，GREISEN G，et al. European consensus guidelines on the management of respiratory distress syndrome[J]. Neonatology，2019，115（4）：432-451.
5. 甘秀妮 . 急诊呼吸道病原体职业暴露的风险控制 [J]. 中华护理杂志，2017，52（z1）：22-24.
6. 张羽冠，陈思，申乐，等 . 麻醉医生手卫生现状与手术部位感染控制的研究进展 [J]. 临床麻醉学杂志，2016，32（4）：404-405.
7. CHUGHTAI A A，KHAN W. Use of personal protective equipment to protect against respiratory infections in Pakistan：a systematic review[J]. J Infect Public Health，2019，12（4）：522-527.

（权哲峰　池　萍）

病例 28　肝癌切除术中氩气栓塞的麻醉

病历摘要

【基本信息】

患者，女，51 岁，162 cm，63 kg，因“发现肝内占位 4 天”入院。ASA Ⅱ级。乙肝病史 30 余年，否认过敏史、手术史、外伤史、输血史。

【体格检查】

神志清，心肺听诊（–）。

【辅助检查】

术前化验：Rh（+）A 型，AFP 7599 ng/mL，PLT 64 × 10^9/L，ALB 36.0 g/L。B 超：肝内占位性病变，肝硬化，脾大。

【诊断】

肝内占位性病变。

【治疗】

（1）实施手术名称：肝癌切除术。

（2）麻醉管理：患者入手术室后常规诱导麻醉，监测有创动脉血压及中心静脉压，术中采用全静脉麻醉，维持中心静脉压低于 5 mmHg。术中肝中静脉分离过程中发生小的撕裂，应用氩气刀喷射撕裂处，继而患者出现血流动力学不稳定，收缩压降至 65 mmHg，心率降至 30 次 / 分，心电图示 QRS 波群增

宽及 T 波倒置，SpO_2 从 100% 降至 30%，呼气末二氧化碳分压（$P_{ET}CO_2$）从 34 kPa 降 至 15 kPa，同期中心静脉压从低于 5 mmHg 升至 25 mmHg。紧急给予血管活性药物，并行膈下心脏按压，同时经心前区听诊为典型磨轮样杂音，膈下静脉明显可见明亮气泡，当即诊断为气栓性肺栓塞，采用头低位并经中心静脉导管抽取气体，抽出气体约 50 mL。超声心动图提示右心房、右心室及肺动脉未见有明显气体。随后出现室颤，急行电除颤 3 次，并辅以肾上腺素、利多卡因、碳酸氢钠药物治疗，行多器官保护，复苏过程大约持续 30 分钟，后患者恢复窦性心律，快速结束手术，患者带气管插管回 ICU，3 天后患者仍未苏醒，并请神经内科专家会诊，家属放弃治疗。

病例分析

气体栓塞是指来自于手术野或其他连接部的空气或气体进入静脉或动脉系统。本例患者术中肝中静脉分离过程中发生小的撕裂时应用氩气刀喷射撕裂处，可能导致瞬间氩气大量进入血液，中心静脉导管内抽出的气体也证实这一诊断。

1. 气体栓塞的来源

（1）腔镜手术中广泛使用的二氧化碳（CO_2）是静脉气体栓塞的主要来源。在腹腔镜手术中，腹内压增加和出血创面暴露在高压的气体环境中，CO_2 能快速进入血液循环；宫腔镜手术中的栓塞现象也有较多报道。腔镜手术除了上述原因引起气栓外，还可在穿刺时直接误入静脉而将 CO_2 充入血液循环，引起致命性气栓。

（2）氩气刀在止血过程中，快速释放的氩气会在血管闭塞前进入血管内引起栓塞。

（3）过氧化氢是清创时常用的消毒剂，与新鲜伤口接触后在触酶的作用下在体内迅速分解生成水和大量的氧气泡，当产生的氧气超过血管吸收的限度时则会形成气体栓塞。

（4）在静脉内压低于大气压时气体可能被吸入静脉而形成栓塞，某些需在坐位下进行的神经外科手术，临床也多有报道。

2. 气体栓塞的病理生理

气体进入体内后，大致进行如下分布：①经右心系统进入肺循环，通过肺泡毛细血管膜进行弥散，最后经呼吸排出体外，这是最常见的一种途径；②聚集在右心房与上腔静脉结合处，大量气泡可栓塞在右心房、右心室及右心室流出道，导致血流受阻；③大量气栓通过未闭的卵圆孔进入体循环或气体通过肺动静脉的分流，穿过肺毛细血管而直接进入体循环，引起心、脑、肝、肾栓塞，从而导致极其严重的后果，但这种情况较为少见。

3. 静脉气体栓塞的部位与临床表现

静脉气体栓塞的症状主要与气体进入静脉系统的数量和速度、栓塞的部位、患者的体位及心功能状态等因素有关。一般而言，气体从局部静脉进入血液循环后，会随着血液从周围静脉向中心静脉移动，从小静脉向大静脉移动，最后逐渐融合形成较大的栓子，并汇集在腔静脉与心房结合处或右心系统内，

此时的气栓易被 TEE 探测到。汇集于此的气栓如果数量不多或体积不大，在临床上可无明显症状；反之，则会在心前区闻及明显的水泡音，大量气泡甚至会导致右心房、右心室及右心室出口的栓塞，产生急性循环衰竭的症状。在右心室的收缩作用下，有些栓子破碎后会进入肺动脉，并广泛分布在肺毛细血管内，形成肺栓塞，从而出现肺栓塞的临床表现。如非心源性肺水肿，$P_{ET}CO_2$ 迅速下降，血压也可明显降低，血氧饱和度下降。动脉血气监测显示，PaO_2 明显下降，$PaCO_2$ 与 $P_{ET}CO_2$ 差值明显加大，提示 CO_2 在体内蓄积而无法及时排出体外。清醒患者可出现严重呼吸困难或窒息感、大汗淋漓、意识丧失甚至心脏搏动骤停。由于大多数静脉气栓均会停留在肺毛细血管内，导致肺栓塞，部分气栓通过肺的弥散和呼吸作用而逐渐排出体外，但在卵圆孔未闭或肺毛细血管直捷通路开放等情况下，气栓会直接进入体循环而引起反常栓塞，导致更加严重的后果。如冠状动脉栓塞时出现室性心律失常，心电图提示心肌缺血、心肌肌钙蛋白明显升高等心肌受损的表现。出现大脑动脉栓塞后，可早期出现意识改变、抽搐等。

4. 静脉气体栓塞的诊断、处理及预防措施

临床上根据术中是否存在静脉气体栓子来源的高危因素、肺栓塞的临床表现、相关的监测手段等综合判断，可得出气体栓塞的诊断。如术中使用人工气腹、伴大静脉撕裂的各种外伤、胸外伤、坐位手术、体外循环中鼓泡式氧合器的使用、进入体内的各管道系统排气、中心静脉穿刺与置管、气体造影、

空气阻力消失法定位硬膜外腔时使用过多空气等诸多环节均可造成术中气体栓塞。术中突发呼吸困难、心律失常、意识丧失、不明原因的低血压、肺水肿和血氧饱和度下降，特别是 $P_{ET}CO_2$ 迅速下降时，应充分考虑气体栓塞的可能。TEE 监测能直接发现心房、心室存在的气体，而从中心静脉导管中抽出泡沫性血液则是栓塞的明确证据。TEE 被认为是诊断术中气体栓塞的金标准，而 $P_{ET}CO_2$ 则可在日常麻醉中常规使用，对提示或证实肺栓塞的存在具有高度的可靠性和实用性。及时处理对气栓的预后有明显影响。小范围、病情轻的栓塞经积极处理后可自行好转；反之，则会遗留神经系统后遗症，甚至导致死亡。由于没有特效的抢救方法，故应采取综合的治疗措施，包括以下几方面：①找出栓塞的原因，立即采取措施阻止气体栓子继续进入体内。如停止吸入 N_2O，立即缝合撕裂的大静脉，夹闭可能开放的中心静脉导管等。②采取左侧位或头低位，将栓子局限在右心房或心房与腔静脉的接合处，减少气栓进入肺循环的机会，从而减轻临床症状。亦可借助中心静脉导管将气泡抽出。③对症治疗，如镇静，控制呼吸，降低腹内压，必要时中止气腹。抗休克，抗心律失常，积极补液，避免血压降低；但需注意不应输液过度，以免导致或加重肺水肿。应用正性肌力药物、强心药物和血管活性药物。使用呼吸末正压通气，以改善氧合状况，纠正缺氧；及时采取高压氧治疗可以减小气体栓子的体积，从而缓解病情，减轻栓塞后并发症，即便对病情较差，甚至气体栓塞较久的病例也应考虑高压氧治疗的可行性。

病例点评

静脉气体栓塞是麻醉手术过程中静脉栓塞的急症之一，发生率虽较低，但后果十分严重。气体栓塞病死率在48%～80%，起病急骤、病情凶险，故麻醉科医生必须对气体栓塞有深入的认识并保持高度警惕。本例患者起病与应用氩气刀喷射撕裂的肝中静脉密切相关，SpO_2、$P_{ET}CO_2$下降及中心静脉压增高均提示急性气体栓塞诊断，但是否可以直接诊断为氩气栓塞还缺乏直接证据。虽然国外对氩气栓塞多有报道，但是都有栓塞气体进行取样，并将样本送实验室进行挥发性气体检测，已明确气体性质。同时，静脉气体栓塞对机体的危害与气体进入静脉系统的数量和速度、栓塞的部位、患者的体位及心功能状态等有关。

临床上尽管肝切除术中发生明显气体栓塞是极为罕见的，但仍是具有潜在生命危险的并发症之一。肝脏外科医生和麻醉医生应该认识气体栓塞发生时的症状和治疗方法。麻醉医生围手术期加强责任心，加强术中监测，警惕可能引起气栓的高危手术、麻醉或穿刺操作的影响，并做好处理预案；一旦发现气体栓塞的症状时，如$P_{ET}CO_2$降低、不明原因的低血压、呼吸困难等应及时排查并积极妥善处理，早期识别和及时处理可防止出现严重并发症甚至死亡的后果。

参考文献

1. SHAIKH N，UMMUNISA F. Acute management of vascular air embolism[J]. J Emerg Trauma Shock，2009，2（3）：180-185.

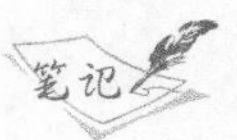

2. MIRSKI M A，LELE A V，FITZSIMMONS L，et al . Diagnosis and Treatment of Vascular Air Embolism[J]. Anesthesiology，2007，106（1）：164-177.

3. RITCH C R，KATZ A E. Prostate cryotherapy：current status[J]. Curr Opin Urol，2009，19（2）：177-181.

4. REDDY C，MAJID A，MICHAUD G，et al. Gas embolism following bronchoscopic argon plasma coagulation：a case series[J]. Chest，2008，134（5）：1066-1069.

5. OSSEIRAN K，BARCHFELD T，DELLWEG D，et al. Cerebral arterial gas embolism as complication during the therapeutic endobronchial use of argon plasma coagulation[J]. Pneumologie，2008，62（6）：353-354.

6. AZZOLA A，VON GARNIER C，CHHAJED P N，et al. Fatal cerebral air embolis following uneventful flexible bronchoscopy[J]. Respiration，2010，80（6）：569-572.

7. MCCARTHY C J，BEHRAVESH S，NAIDU S，et al. Air embolism：diagnosis，clinical management and outcomes[J]. Diagnostics，2017，7（1）：115-117.

8. SHAW Y，YONEDA K Y，CHAN A L，et al. Cerebral gas embolism from bronchoscopic argon plasma coagulation：a case report[J]. Respiration，2012，83（3）：267-270.

9. SHIN W J，LEE Y M，HAHM K D，et al. Massive carbon dioxide embolism during the minimally invasive robot-assisted cardiac surgery：a case report[J]. Korean J Anesthesiol，2006，50（1）：99-102.

（曹英浩）

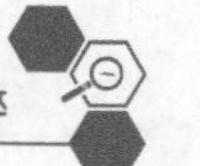

病例 29　腹腔镜胆囊切除术中心脏搏动骤停成功复苏

病历摘要

【基本信息】

患者，女，55 岁，主因“肾功能不全 8 月余，右上腹痛 2 周”入院。患者于 8 个月前发现肾功能不全，每日尿量正常，血肌酐最高 500 μmol/L，电解质基本正常，2 周前患者无诱因出现右上腹痛，阵发性加重，无放射痛，无恶心、呕吐，二便正常，于外院查腹部彩超提示胆囊结石，双侧肾弥漫性改变。

既往史：慢性肾功能不全 8 个月（原因不明），但仍正常饮食（限制高蛋白），尿量正常，电解质正常，肌酐波动于 400 ～ 500 μmol/L。否认过敏史。

【体格检查】

体温 36.3 ℃，血压 140/75 mmHg，心率 72 次 / 分。神志清，皮肤、巩膜无黄染，肝掌（–）。双肺呼吸音略粗，未闻及干、湿性啰音。心律齐，未闻及心脏杂音。腹软，肝脾肋下未触及，右上腹 Murphy 征可疑，余腹无压痛、反跳痛，移动性浊音（–），双下肢无水肿。

【辅助检查】

术前化验提示 WBC 3.91×10^9/L，PLT 313×10^9/L，HGB 63 g/L，UREA 21.89 mmol/L，Cr 503 μmol/L（Ccr 10 mL/ 分钟）。

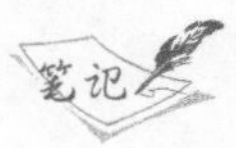

术前血气：pH 7.395，$PaCO_2$ 34.6 mmHg，PaO_2 108.2 mmHg，BE –3.8 mmol/L。

ECG 正常，UCG 提示二、三尖瓣少量反流，RVEF 60%。

腹部彩超（外院）提示胆囊增大、胆囊炎，慢性肾损伤改变，双侧肾囊肿。

【诊断】

胆囊结石，慢性胆囊炎，慢性肾功能不全，肾性贫血，双侧肾囊肿。

【治疗】

（1）实施手术名称：全麻下行腹腔镜胆囊切除术。

（2）麻醉管理：患者入室 NBP 为 150/74 mmHg，心率 73 次 / 分，SpO_2 98%。局麻下行左侧桡动脉穿刺置管进行有创血压监测。9：10 给予咪达唑仑 1 mg，舒芬太尼 25 μg，依托咪酯 16 mg，丙泊酚 50 mg，顺苯磺酸阿曲库铵 12 mg 行快速诱导气管插管。术中维持为吸入 2 % 七氟醚（MAC 0.8），丙泊酚 100 mg/h，瑞芬太尼 0.05 ～ 0.1 μg/（kg•min），间断给予顺苯磺酸阿曲库铵，BIS 维持 40 ～ 60。监测鼻咽温，维持于 36 ℃左右。9：35 手术开始，气腹压设定为 14 mmHg。胆囊粘连较重，创面渗血。11：10 出血约 200 mL，此时血气分析见表 29-1。12：00 胆囊切下。12：23 创面仍持续渗血，此时出血约 300 mL，尿量 100 mL，人晶体液 1300 mL，胶体液 400 mL。有创血压 110/67 mmHg，心率 81 次 / 分，$SpO_2$100%，突然麻醉机报警 $P_{ET}CO_2$ 由 35 mmHg 降至 18 mmHg，改手控通气听诊双肺，仍继续降低至 8 mmHg，此时有创血压、心率仅

用时 12 ～ 24 s 由 105/64 mmHg、83 次 / 分突降为 0。立即停止气腹，改为 100% 氧气通气，心脏按压，呼叫帮助。静脉推注肾上腺素 1 mg。按压 2 分钟后窦性心律恢复，此后 5 分钟有创血压 205 ～ 250/93 ～ 103 mmHg，心率 80 ～ 90 次 / 分，给予呋塞米 20 mg，甲泼尼龙 80 mg，$CaCl_2$ 250 mg。12：28 动脉血气见表 29-1。12：30 抽静脉血行心肌酶检查：肌钙蛋白 T 0.019 ng/mL，手术转为开腹止血。检查双侧瞳孔等大等圆，约 2 mm，对光反射灵敏。12：40 超声引导下行右侧颈内静脉穿刺，但未能抽出气体。给予 20% 甘露醇 100 mL，紧急输注浓缩红细胞 400 mL，持续泵注去甲肾上腺素 0.03 ～ 0.1 μg/（kg•min），12：43 和 13：43 动脉血气见表 29-1。14：00 手术结束，14：10 动脉血气分析见表 29-1。停止麻醉药物进行神经系统检查，15 分钟后患者呼之睁眼，可按指令进行点头及活动四肢，神经系统检查（–），因患者 PaO_2/FiO_2 为 240，吸入空气 SpO_2 低于 90%，故带气管导管回 ICU。术中出血量共 700 mL，尿量 300 mL，入液体量 2700 mL，浓缩红细胞 400 mL。术后 12 小时后拔除气管导管，转回普通病房。患者术后尿量正常，肌酐波动于 350 ～ 500 μmol/L。胆囊切除术后 13 天行动静脉内瘘术，因腹部伤口愈合延迟，于术后 17 天出院。

表 29-1　手术过程中各时间点的血气分析结果

	11：10 ABG	12：28 ABG	12：43 ABG	13：43 ABG	14：10 ABG
pH	7.296	7.156	7.199	7.305	7.278
$PaCO_2$（mmHg）	46.5	60.7	50.7	40.3	40.3
PaO_2（mmHg）	285	161	125	120	240

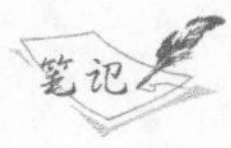

续表

	11：10 ABG	12：28 ABG	12：43 ABG	13：43 ABG	14：10 ABG
BE（mmol/L）	–4	–7	–8	–6	–6
HCO_3^-（mmol/L）	27	21.5	19.7	20.1	20.4
Na^+（mmol/L）	141	139	144	141	140
K^+（mmol/L）	4.4	6.4	3.6	4.1	4.2
Ca^{2+}（mmol/L）	1.06	1.13	1.08	1.11	1.06
HGB（g/L）	54	61	58	72	75
GLU（mmol/L）	7.4				

病例分析

术中心脏搏动骤停常见的原因为 6 “H” +5 “T”，6 “H” 即低氧、低血容量、酸中毒、电解质尤其钾离子浓度紊乱、低温、低血糖，5 “T” 即中毒、心包填塞、张力性气胸、冠状动脉或肺栓塞、创伤。本例患者可排除 6 “H” 原因及心源性因素，考虑此例患者心脏搏动骤停原因为可疑大量二氧化碳通过破裂的血管进入血液循环造成气体栓塞。

二氧化碳气栓是腹腔镜手术麻醉中罕见但致命的并发症。多见于手术开始建立气腹时，也见于手术过程中大量二氧化碳进入破损的静脉，其病理生理表现为 “gas lock” 效应，出现右心室射血受阻，肺动脉收缩，右心衰竭，进而左室充盈压不足导致左心衰竭，甚至心脏搏动骤停，并常伴有 “磨轮样” 杂音、中心静脉压升高、$P_{ET}CO_2$ 降低、心律失常、肺动脉高压、低血压、潜在卵圆孔的反常栓塞等。过去由于监测手段有限，二氧化碳栓塞报道发生率较低，但近些年来随着 TEE 监测手

笔记

段的出现，腹腔镜手术的气体栓塞报道发生率有极大升高，Kim 等甚至报道了在 40 例腹腔镜子宫全切术中，当切断圆韧带和分离阔韧带时 TEE 监测到患者右心房和右心室中 100% 发现了气泡，由于气体量较少，患者均未出现血流动力学的不稳定和心电图的变化。本例患者发生于手术开始 3 小时后，手术创面出血，怀疑大量二氧化碳进入血管且由于患者合并慢性肾衰竭、肌酐长期升高、肾性贫血，导致突然心脏搏动骤停的发生。但由于缺乏 TEE 监测，抢救完成后右侧颈内静脉亦没有抽出气体，故未能明确诊断。

腹腔镜手术中二氧化碳栓塞重在预防：①保证气腹针位置正确，采取低气腹压（≤ 10 mmHg）建立气腹，术中气腹尽量低于 12 mmHg；②提高中心静脉压，超过气腹压可降低气栓的发生；③反 Trendelenburg 体位（即头高脚低体位）可降低二氧化碳气栓发生率；④ PEEP 可提高心脏和开放血管的压力差，进而防止气体进入。

如果怀疑发生二氧化碳栓塞，需立即采取一系列措施：①立即停止气腹；②停止吸入 N_2O，改为 100% 氧气通气，排出二氧化碳，改善通气血流失衡和低氧血症；③积极补液，提高中心静脉压，减少气体进入；④调整体位为头低位、左侧卧位（Durant's position），使气体升至右心房顶部，防止气体进入肺动脉和头部；⑤通过颈内静脉或肺动脉导管抽吸气体，可快速诊断并改善血流动力学稳定性；⑥使用强心药物和缩血管药物维持血流动力学稳定，无低血压时考虑使用前列地尔或磷酸二酯酶抑制剂降低肺动脉高压；⑦心脏搏动骤停时及时进行

心脏按压，复苏困难时可进行心肺转流；⑧出现神经系统损伤时及时进行高压氧治疗。

病例点评

在腹腔镜手术时麻醉医生需要警惕二氧化碳栓塞，密切监测患者血流动力学和呼吸状态的变化，及时发现并积极与手术医生进行沟通救治。如有怀疑二氧化碳气栓，及时行经胸超声心动图或食管超声心动图评估气栓和右心功能，由于二氧化碳在血液中的高溶解性，且心脏按压时可以将心脏内的气体揉碎成小气泡，故此类患者心脏搏动骤停复苏率较高，不可放弃抢救。

参考文献

1. 段云飞，杨雨，施龙青，等. 腹腔镜肝切除术中二氧化碳栓塞的原因和处理 [J]. 中华肝胆外科杂志，2018，24（2）：79-82.
2. MARTINEAU A，ARCAND G，COUTURE P，et al. Transesophageal echocardiographic diagnosis of carbon dioxide embolism during minimally invasive saphenous vein harvesting and treatment with inhaled epoprostenol[J]. Anesth Analg，2003，96（4）：962-964.
3. KIM C S，KIM J Y，KWON J Y，et al. Venous air embolism during total laparoscopic hysterectomy：comparison to total abdominal hysterectomy[J]. Anesthesiology，2009，111（1）：50-54.
4. 张本厚，池萍，刘晓鹏，等. 腹腔镜胆囊切除术中心跳骤停成功复苏一例 [J]. 临床麻醉学杂志，2015，31（11）：1142-1143.

（张本厚　池　萍）

病例 30 CT 引导下经皮肝癌纳米刀肿瘤消融术的麻醉

病历摘要

【基本信息】

患者，男，58 岁，主因“体检发现肝癌 6 年余，肝区轻度疼痛 1 个月”以“原发性肝癌”入院。患者于 6 年前体检时腹部 B 超发现肝脏占位，行肝脏动脉导管化疗栓塞术 1 次，并在本院行肝癌射频消融治疗术。近 1 个月偶发肝区轻度疼痛，针刺样，自行缓解。患者发病以来精神好，食量无变化，睡眠无改变，二便正常。无阳性系统性疾病史。否认过敏史。

【体格检查】

体温 36.5 ℃，血压 130/75 mmHg，心率 58 次 / 分。神志清，皮肤、巩膜无黄染，浅表淋巴结不大。心肺听诊（–）。腹平软，无压痛，未扪及包块，移动性浊音（–），双下肢无水肿。

【辅助检查】

术前化验提示 WBC 9.46×10^9/L，PLT 206×10^9/L，HGB 145 g/L，PT 10.2 s，INR 0.91，APTT 33.9 s，FIB 4.06 g/L，TT 12.8 s。ALT 31.4 U/L，AST 26.2 U/L，ALB 41 g/L，Cr 64.5 μmol/L。术前血气：pH 7.407，$PaCO_2$ 40 mmHg，PaO_2 87 mmHg，BE 0 mmol/L，HCO_3^- 24.6 mmol/L。

ECG示窦性心动过缓，心率55次/分；肺功能显示：FEV_1 2.53 L（占预计值82.3%），FEV_1/FVC 63.21%，MEF 501.6 L/s（占预计值37.2%），RV 3.12 L，提示小气道功能异常和残气量增高。

胸部CT显示：右侧气胸伴少量出血可能（肝活检术后），肺气肿，肺间质纤维化，右肺尖陈旧性结核可能。

【诊断】

原发性肝癌Ⅱb期，肝脏动脉导管化疗栓塞术后，肝癌射频消融治疗后，乙型肝炎肝硬化代偿期，脾大，右肺上叶陈旧结核可能性大。

【治疗】

（1）实施手术名称：全麻下行“CT引导下肝癌纳米刀治疗术”。

（2）麻醉管理：入室NBP 110/72 mmHg，心率60次/分，SpO_2 99%。局麻下左侧桡动脉穿刺置管行有创血压监测。行BIS和TOF-Watch监测。麻醉诱导：静脉滴注咪达唑仑3 mg、舒芬太尼20 μg、依托咪酯16 mg、顺苯磺酸阿曲库铵14 mg，行气管插管。麻醉维持：静脉滴注丙泊酚200～400 mg/h、瑞芬太尼0.1～0.5 μg/（kg•min）、顺苯磺酸阿曲库铵1～3 μg/（kg•min），并监测鼻咽温。CT引导下90分钟后布针完毕，5根纳米刀针布于肝脏S_7段外侧肿瘤部位，第6根纳米刀针布于S_7段内侧肿瘤部位（图30-1）。各针间电压1400～3000 V，脉冲次数90次，脉冲时长70 μs。后将6根纳米刀针撤出1.5 cm，继续进行第二波高压直流电脉冲消融。

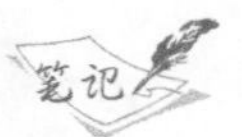

布针期间出现右侧气胸，术中 CT 扫描气胸未继续进展。血压波动于 100~130/60 ～ 70 mmHg，心率 54 ～ 70 次 / 分，SpO_2 99% ～ 100%，TOF 全程为 0，BIS 值维持在 35 ～ 60，鼻咽温 35.6 ～ 36 ℃。脉冲开始后，血压最高升至 180/90 mmHg，给予乌拉地尔 5 mg，并增加瑞芬太尼用量，血压在脉冲期间稳定于 135 ～ 150/74 ～ 83 mmHg，脉冲期间间断出现室上性期前收缩二联律，中断治疗后自行转复，未做处理。心电监护见图 30-2。手术时间 210 分钟，麻醉时间 240 分钟，输液 1000 mL，出血 10 mL 左右，尿量 500 mL。术后带气管导管进入监护室，3 小时后拔除气管导管，安返病房。术后 24 小时内疼痛 NRS 评分＜ 3 分，未予处理。术前及术后的血气及肝肾功能见表 30-1。K^+ 由 3.71 mmol/L 升高至 4.20 mmol/L，ALT 及 AST 均有升高，但次日均恢复正常，术后恢复良好。

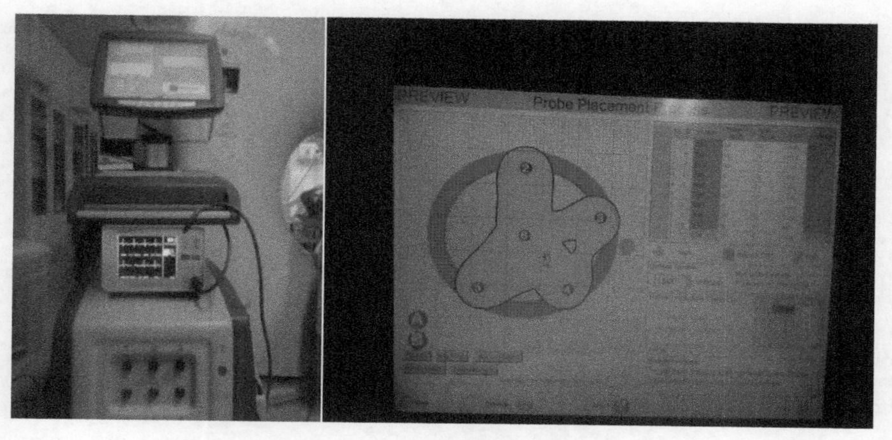

图 30-1 肿瘤周围布针情况

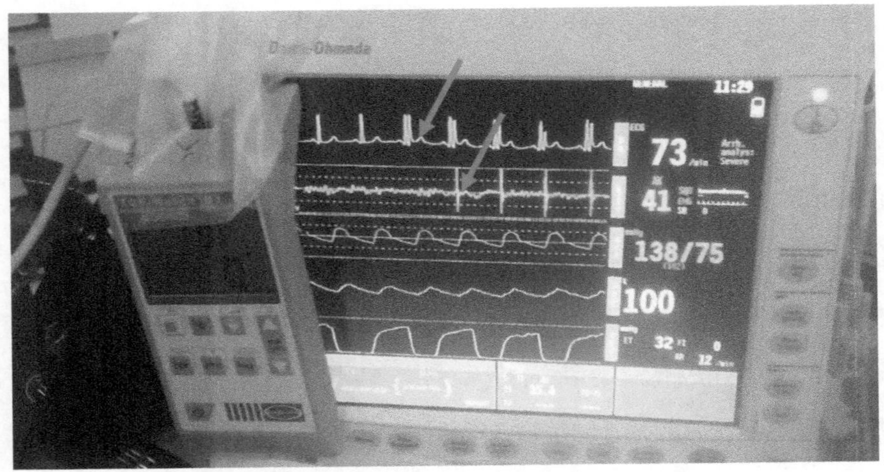

图 30-2　心电监护及 TOF 监测：箭头处是 ECG 和 BIS 显示的脉冲放电过程

表 30-1　术前及术后血气分析及肝肾功能的比较

	pH	$PaCO_2$（mmHg）	PO_2（mmHg）	HCO_3^-（mmol/L）	K^+（mmol/L）	HGB（g/L）	ALT（U/L）	AST（U/L）	Cr（μmol/L）
术前	7.407	40	87	24.6	3.71	14.0	31.4	26.2	64.5
术后	7.392	41.7	155（FiO_2 40%）	25.4	4.2	12.6	41.6	65.4	45.2

病例分析

纳米刀消融术是一种新型的在纳米水平对肿瘤进行消融的微创技术，在极短时间内施加短频高压直流电脉冲，造成细胞膜的不可逆透化作用，使细胞凋亡。其特点是不会对含胶原较多的组织如血管、肠管、胆管等重要结构产生损伤。行常规射频消融术患者体温均会明显升高，本例患者通过监测术中鼻咽温，显示脉冲期间体温未出现明显变化。布置纳米刀期间可能会造成如本例中气胸等并发症，但可在全程 CT 监测下观察气胸的进展，本例患者 CT 发现右侧胸腔少量游离气体影，气胸

未继续进展，未做胸腔闭式引流等处理。但麻醉医生需密切关注气胸进展，并监测 SpO_2、血压、气道压及血气分析的变化。

纳米刀治疗需全身麻醉并进行深度肌肉松弛的监测。由于纳米刀消融可诱发动作电位，肌张力增高导致肌肉周期性剧烈收缩，据报道中重度的腹膜后及膈肌兴奋可导致靶器官前后 3 ～ 5 cm 的移动，可导致纳米刀针穿刺位置改变，不但影响消融效果，而且存在损伤邻近组织的可能。本例患者全程进行 TOF 监测，通过持续输注肌肉松弛药物维持 TOF 为 0，但术中仍可见纳米刀针的颤动，可能是由于直接对肌肉的刺激引起收缩，而更大量的肌松药物并不能改善，反而会延长肌肉松弛的恢复时间。

纳米刀消融时另一独特表现是即使深度麻醉和深度肌肉松弛下仍会出现快速血压升高，各类抗高血压药物效果欠佳，而使用大剂量芬太尼进行镇痛可更有效地管理高血压，目前高血压发生机制尚不明确，调整高血压的药物及剂量亦需继续探索。本例患者通过调整瑞芬太尼用量，可明显控制消融时高血压，平均升高 20 ～ 30 mmHg，并在消融结束后血压恢复正常。

纳米刀消融术中需严密监护心电图，防治高压消融过程中出现严重心律失常。由于电压脉冲可干扰体表心电图记录，故应该采用同步心电图记录仪进行监测，以最大限度减少对心脏做功的影响。本例患者采用 R 波触发同步装置，即在绝对不应期脉冲消融，但术中仍发生短暂室上性期前收缩二联律，暂停消融后，窦性心律自行恢复。

术中麻醉医生需注意，为确保 CT 扫描质量和方便手术医生操作，介入医生要求患者将右手臂固定在头上部，而 Ball 等

研究显示 16.6% 患者出现明显但短暂的神经官能症，通过多个枕头垫高手臂，将会减轻潜在的臂丛神经损伤。CT 监测时手术床来回移动，需将麻醉机位置调整好，气管导管仔细固定，呼吸环路充分拉伸，将监测的线路及输液的管路固定在身体一侧，避免手术床损伤麻醉机及气管导管、液体管路的脱出和监测线路的损伤。术后应关注患者疼痛情况，少数患者会有严重疼痛，如果需要可给予非甾体类抗感染药，严重时可使用吗啡、哌替啶等药物治疗。肝肿瘤的纳米刀消融手术后会有转氨酶的升高，本例患者手术次日转氨酶均恢复正常。

病例点评

全麻下行纳米刀治疗术应保证深度肌肉松弛，条件允许时可进行肌肉松弛监测，当 TOF 为 0 时，间断监测强直刺激后单刺激计数，严密监测血流动力学并关注细节，以防并发症发生，最大化地减轻不良反应。

参考文献

1. 胡水全，李晓勇，陈艳军 . 纳米刀消融术治疗不可切除肝门部胆管癌的安全性与疗效 [J]. 中华肝胆外科杂志，2018，24（2）：92-95.
2. 张本厚，池萍，李昕，等 . CT 引导下经皮肝癌纳米刀治疗的麻醉管理病例报道及讨论 [J]. 临床麻醉学杂志，2016，32（7）：721-722.
3. BALL C，THOMSON K R，KAVNOUDIAS H. Irreversible electroporation：a new challenge in “out of operating theater” anesthesia[J]. Anesth Analg，2010，110（5）：1305-1309.

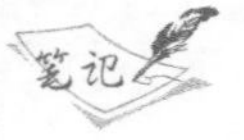

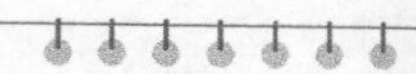

4. MARTIN R C，SCHWARTZ E，ADAMS J，et al. Intra-operative anesthesia management in patients undergoing surgical irreversible electroporation of the pancreas, liver, kidney, and retroperitoneal tumors[J]. Anesth Pain Med, 2015, 5(3): e22786.

5. 张本厚，池萍，曹英浩，等 . CT 引导纳米刀肿瘤消融术的麻醉处理 [J]. 中华麻醉学杂志，2016，36（10）：1270-1271.

6. THOMSON K R，CHEUNG W，ELLIS S J，et al.Investigation of the safety of irreversible electroporation in humans[J].J Vasc Interv Radiol，2011，22（5）：611-621.

（张本厚　池　萍）

病例31　重度门脉高压肝硬化患者行无痛胃镜治疗

病历摘要

【基本信息】

患者，男，45岁，18年前发现乙肝表面抗原阳性，未诊治。9年前患者大量饮酒后呕血，诊断为“乙型肝炎肝硬化”，食管静脉曲张破裂出血，给予止血，对症治疗，行胃镜下食管曲张静脉套扎治疗。后因反复黑便及呕血住院治疗，反复行食管曲张静脉治疗。2年前服用恩替卡韦抗病毒治疗，规律就诊，定期复查。1个月前因腹腔积液、腹腔感染就诊于外院，给予保肝、利尿、补充蛋白、放腹腔积液、抗感染等对症治疗，病情好转出院。此次为行内镜下硬化治疗收入院。

【体格检查】

神志清，精神可，双肺呼吸音对称、清晰，未闻及干、湿性啰音。心律齐，心率92次/分。腹部微隆，腹腔积液少量。移动性浊音（+），双下肢活动可，无水肿。其余体征（–）。

【辅助检查】

血常规：WBC 11.8×10^9/L，RBC 2.8×10^{12}/L，HGB 92 g/L，PLT 22×10^9/L。血生化：TBIL 40.6 μmol/L，DBIL 19.1 μmol/L，TP 53.1 g/L，ALB 35.6 g/L，TBA 33.8 μmol/L，CHE 3140 U/L。凝血项：PTA 39%，PTR 1.99，PT-INR 2.02，APTT 39 s，FIB

1.36 g/L，TT 18.70 s，FDP 6.91 mg/L，AT 38%。

影像学检查：上腹部 + 门脉 + 下腹部 CT 示肝硬化，脾大，侧支循环形成，腹腔积液；门脉右支栓子形成，脾动脉瘤样增宽；胆囊炎，胆囊结石；右侧肾囊肿；双侧胸腔积液。

腹部超声检查（肝、胆、脾）：肝硬化，脾大，门脾静脉增宽，门静脉附壁栓子形成，胆囊结石（多发），胆囊壁水肿，右侧肾囊肿，腹腔积液少量。

【诊断】

慢性肝衰竭；上消化道出血；乙型肝炎肝硬化失代偿期；食管静脉曲张；脾功能亢进；腹腔积液，腹腔感染；低蛋白血症；轻度贫血；胆囊炎；胆囊结石；右侧肾水肿；右支栓子形成。

【治疗】

（1）实施手术名称：食管胃底静脉曲张硬化剂治疗术。

（2）麻醉管理：根据患者及手术情况选择静脉全麻，术前与患者及其家属进行充分沟通，告知麻醉风险，并签署麻醉知情同意书。麻醉用药为丙泊酚、咪达唑仑及羟考酮，根据患者体重及具体反应调节用量。常规监测心电图、血氧饱和度、无创血压。输入羟乙基淀粉氯化钠注射液（盈源）。手术过程中，患者取左侧卧位，给予常规面罩吸氧（备用：双孔面罩在操作中可同时吸氧），保证气道畅通，术者进行胃镜下治疗，维持 Ramsay 评分 5 ～ 6 分，即患者对伤害性刺激无反应，通气功能尚可，偶尔需要干预，心血管功能稳定不受抑制。必要时使用多巴胺、阿托品、艾司洛尔维持循环稳定，氟马西尼、纳美芬拮抗咪达唑仑及羟考酮。治疗过程顺利，患者清醒回病房。

病例分析

肝硬化失代偿期会出现肝功能损伤及门脉高压综合征，主要表现：①全身症状，如乏力、面色晦暗；②消化道症状，如胃肠功能紊乱、肝源性糖尿病；③出血倾向，如紫癜、贫血等；④内分泌障碍，如肝掌、蜘蛛痣、皮肤色素沉着等；⑤低蛋白血症，如双下肢水肿、腹腔积液、肝源性胸腔积液等；⑥门脉高压，如脾大、脾功能亢进、食管胃底静脉曲张等。

1. 门脉高压的定义

门脉高压是指由门静脉系统压力升高引起的一种临床综合征，是多种原因所致的门静脉血循环障碍的临床综合表现。症状和体征因病因不同而有所差异，临床表现为脾大、脾功能亢进，进而发生食管胃底静脉曲张、呕血、黑便和腹腔积液等症状和体征，还可伴有肝掌、蜘蛛痣和肝功能减退的表现。出现食管静脉曲张破裂出血并发症需要考虑微创或外科手术治疗。

2. 门脉高压的病因

门脉高压的病因分为肝内型与肝外型。肝内型分为窦前阻塞和窦后阻塞。窦前阻塞常见于血吸虫性肝硬化，窦后阻塞常见于肝炎后肝硬化。肝外型主要是肝外门静脉主干血栓形成，门静脉主要属支阻塞所致，常见于门脉高压症。此患者诊断为肝炎肝硬化、门脉右支栓子形成、脾亢等，致病因素既有肝内型也有肝外型。

3. 门脉高压的并发症

（1）上消化道出血：曲张静脉破裂出血的触发因素不清

楚，但门脉压力梯度＜12 mmHg时，出血几乎不发生，患者典型症状为突发性无痛性上消化道出血，常表现为大量失血。

（2）门体性脑病：门体侧支循环使血流绕过肝脏，使来自肠道的毒性物质直接进入体循环，诱发门体性脑病。

（3）腹腔积液：门脉高压引起内脏充血，改变心肌收缩力，对腹腔积液形成有重要作用。肝内型门脉高压症的晚期，肝功能失代偿，蛋白含量下降，也是腹腔积液形成的原因。

（4）脾大：门静脉压力升高导致脾静脉压力升高，会引起脾大和脾功能亢进，从而导致血小板减少和白细胞减少。

（5）门静脉性肺动脉高压：在已有门静脉高压基础上发生的肺动脉高压，患者往往有肝硬化门脉高压表现，然后出现肺动脉高压和右心衰竭症状。心输出量增加和高动力循环是门静脉性肺动脉高压的特征性改变。

（6）肝肺综合征：是由各种急、慢性肝病并发肺脏血管扩张和动脉氧合异常引起的低氧血症，实质上是进展性肝病、肺内血管扩张和低氧血症所构成的三联征。主要存在于肝硬化伴门脉高压患者。

4. 门脉高压的治疗

（1）常规内科治疗。

（2）内镜内治

传统的胃镜治疗，是在清醒状态下进行操作，对患者机体刺激较为强烈，可引起呕吐、恶心及咽喉出血等多种并发症。Katharine Kolcaba于1992年提出了舒适医疗理论，解决了传统方法不能解决的问题，为患者带来安静舒适的治疗体验，但是，在无痛技术的使用中，也碰到了一些需要解决的问题。对

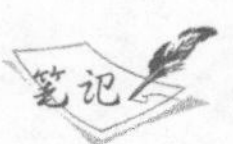

于严重门脉高压，大量腹腔积液，甚至伴有活动性出血，有严重心肺疾病的患者，存在门脉性肺高压、肝肺综合征、肝病性心肌病等严重疾病。这些病症增加了麻醉的难度，麻醉中可引起多种并发症，如出血导致呛咳、窒息，大量腹腔积液导致患者循环及呼吸系统不稳定，心肺疾病增加麻醉的死亡风险等。中国消化内镜诊疗镇静 / 麻醉操作技术规范为无痛内镜的安全诊疗提供了保障。全面有效的麻醉前评估、安全稳妥的麻醉方法选择、物品的充分准备及麻醉药品合理的使用，才能安全地完成一例麻醉工作。丙泊酚属于短效麻醉药，不会对循环及呼吸系统造成严重影响。羟考酮具有缓解内脏痛的作用，其呼吸抑制作用轻。丙泊酚与羟考酮的联合应用，减少了术中患者缺氧、体动等不良反应。此外，双孔面罩可以在不影响操作者治疗的同时保证患者吸氧，必要时进行辅助或控制呼吸，保障治疗的安全。若患者存在活动性出血需急救治疗止血，或呼吸、循环系统不稳定，或存在严重心肺疾病，无法完成胃镜操作时，可选择在手术室行全麻插管下胃镜治疗，以减少出血引起的并发症，维持循环、呼吸系统与内环境的稳定。

在肝硬化后期门脉高压引起消化道静脉曲张的治疗上，麻醉下无痛内镜治疗提高了患者的舒适度，减少了治疗引起的并发症。术前完善的麻醉准备和治疗方案，是减少无痛内镜治疗麻醉风险的关键。

病例点评

由于消化内镜诊断和治疗技术的飞速发展，单纯以减轻痛

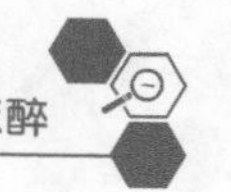

苦为目的的舒适化医疗模式已不能满足要求，内镜治疗的操作与外科腹腔镜手术操作的性质相似，对麻醉有更高的要求。麻醉的目的是保障患者安全，防止相关并发症发生，为术者提供良好的操作条件，利于患者术后早期康复。

门脉高压肝硬化患者内镜诊疗风险高于普通患者，此类患者多有肝硬化门脉高压引起的并发症，全身情况差，凝血功能紊乱与消化道静脉曲张在治疗中可以引起或加重消化道出血，导致误吸、气道管理困难等麻醉风险。应重视围手术期的管理，做好评估和充分的准备，谨记麻醉从轻度镇静到麻醉状态存在跳跃，会超出预测，导致严重呼吸、循环抑制。常用麻醉方式有非插管全麻、气管插管全麻及清醒镇静，麻醉选择应依据患者全身状况如心血管代偿功能及困难气道（肥胖、OSAS）、内镜治疗的方法及时间、患者的体位（侧卧、俯卧）、操作场地（手术室外、大型仪器设备阻挡）、术者的熟练程度、麻醉者急救时开放气道的难易程度等因素综合考虑。团队协作、应急资源管理及训练有素是实现安全、优质和高效舒适医疗的保障。

参考文献

1. 朱建华. 右美托咪定与丙泊酚联用在老年患者无痛胃镜麻醉中的效果及安全性 [J]. 中国社区医生，2016，32（36）：74-75.
2. 梁宏，姜太功. 不同麻醉方法在无痛胃镜检查中的临床探讨 [J]. 心理医生，2019，25（3）：116-117.
3. 张安传，尹鸿，张传汉. 地佐辛复合依托咪酯静脉麻醉对无痛胃镜检查患者血流动力学及术后苏醒和认知功能的影响 [J]. 广西医学，2016，38（6）：814-817.
4. QUAN Z，LUO C，CHI P，et al. Analgesic effects of oxycodone relative to those of

sufentanil, in the presence of midazolam, during endoscopic injection sclerotherapy for patients with cirrhosis and esophageal varices[J]. Anesth Analg, 2018, 127（2）: 382 - 386.

5. 国家消化内镜质控中心，国家麻醉质控中心 . 中国消化内镜诊疗镇静 / 麻醉操作技术规范 [J]. 中国消化内镜杂志，2018，35（12）：946-949.

（孙 莉 池 萍）

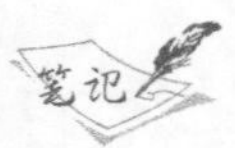

附录

英文缩写中英文对照表

英文缩写	中文名称
TBIL	总胆红素
DBIL	直接胆红素
IBIL	间接胆红素
ALT	谷丙转氨酶
AST	谷草转氨酶
ALP	碱性磷酸酶
LDH	乳酸脱氢酶
GGT	γ-谷氨酰转肽酶
UREA	尿素氮
Cr	肌酐
BIL	尿胆红素
URIC	尿酸
GLU	血糖
TP	总蛋白
ALB	白蛋白
GLB	球蛋白
A/G	白球比值
CK	肌酸激酶
CHOL	总胆固醇
TG	甘油三酯
TAB	总胆汁酸
WBC	白细胞
N	中性粒细胞

笔记

续表

英文缩写	中文名称
N%	中性粒细胞比例
RBC	红细胞
HGB	血红蛋白
HCT	血细胞比容
PLT	血小板
MO%	单核细胞比例
BA%	嗜碱性粒细胞比例
EO%	嗜酸性粒细胞比例
LY%	淋巴细胞比例
PT	血浆凝血酶原时间
PTA	血浆凝血酶原活动度
INR	国际标准化比值
APTT	部分活化凝血酶原时间
FIB	纤维蛋白原
TT	凝血酶原时间
Ccr	肌酐清除率